"実践的" 抗菌薬の選び方・使い方

編集 **細川直登**
医療法人鉄蕉会亀田総合病院臨床検査科部長／感染症科部長

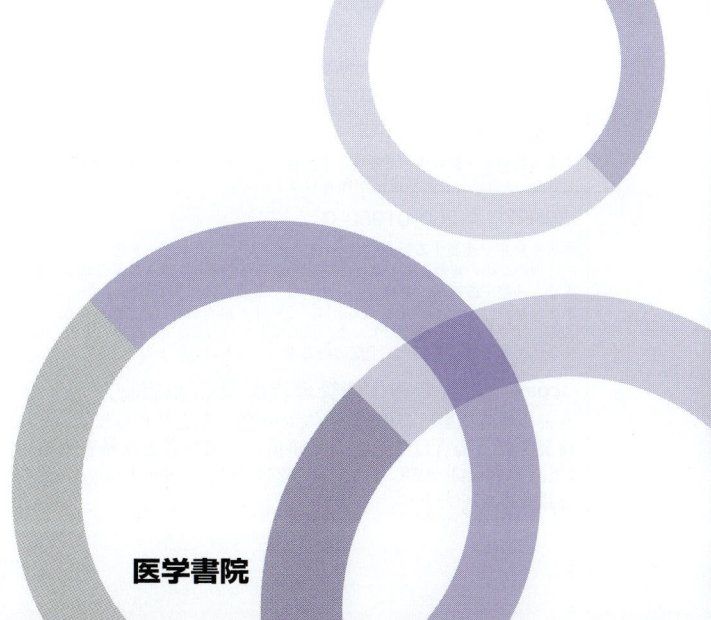

医学書院

謹 告

本書に記載されている事項に関しては，出版時点における最新の情報に基づき，正確を期するよう，編集者・著者・出版社は最善の努力を払っています．しかし，医学，医療の進歩から見て，記載された内容が正確かつ完全であると保証するものではありません．

従って実際の治療，特に新薬などの使い慣れない医薬品の使用に当たっては，読者ご自身で細心の注意を払われることを要望いたします．

本書記載の治療法・医薬品がその後の医学・医療の進歩により本書発行後に変更された場合，その治療法・医薬品による不測の事故に対して，編集者・著者ならびに出版社は，その責を負いかねます．　　　　　　　　　　株式会社　医学書院

"実践的" 抗菌薬の選び方・使い方

発　　行	2014年 6月15日　第1版第1刷ⓒ
	2019年 8月 1日　第1版第4刷

編　　集　　細川直登（ほそかわなおと）

発行者　　株式会社　医学書院
　　　　　　代表取締役　金原　俊
　　　　　　〒113-8719　東京都文京区本郷1-28-23
　　　　　　電話　03-3817-5600（社内案内）

印刷・製本　三美印刷

本書の複製権・翻訳権・上映権・譲渡権・貸与権・公衆送信権（送信可能化権を含む）は株式会社医学書院が保有します．

ISBN978-4-260-01962-0

本書を無断で複製する行為（複写，スキャン，デジタルデータ化など）は，「私的使用のための複製」など著作権法上の限られた例外を除き禁じられています．大学，病院，診療所，企業などにおいて，業務上使用する目的（診療，研究活動を含む）で上記の行為を行うことは，その使用範囲が内部的であっても，私的使用には該当せず，違法です．また私的使用に該当する場合であっても，代行業者等の第三者に依頼して上記の行為を行うことは違法となります．

|JCOPY| 〈出版者著作権管理機構　委託出版物〉
本書の無断複製は著作権法上での例外を除き禁じられています．複製される場合は，そのつど事前に，出版者著作権管理機構（電話 03-5244-5088，FAX 03-5244-5089，info@jcopy.or.jp）の許諾を得てください．

■ 執筆者一覧

細川	直登	医療法人鉄蕉会亀田総合病院臨床検査科部長/感染症科部長
北薗	英隆	東京ベイ・浦安市川医療センター総合内科
岡	秀昭	荏原病院感染症内科・医長
大路	剛	神戸大学大学院医学研究科微生物感染症学講座感染治療学分野・講師
山本	舜悟	京都大学大学院医学研究科社会健康医学系専攻医療疫学分野
笹野	幹雄	医療法人鉄蕉会亀田総合病院集中治療科
林	淑朗	医療法人鉄蕉会亀田総合病院集中治療科部長
中村	権一	飯塚病院総合診療科・診療部長
丹羽	一貴	関東労災病院感染症治療管理部
有馬	丈洋	洛和会音羽病院総合診療科・感染症科
本郷	偉元	武蔵野赤十字病院感染症科・副部長
渋江	寧	北海道大学病院内科Ⅰ
矢野	晴美	筑波大学・水戸協同病院グローバルヘルスセンター・教授
齋藤	昭彦	新潟大学医学部小児科学分野・教授
相野田祐介		東京女子医科大学感染症科
大野	博司	洛和会音羽病院ICU/CCU,感染症科・医長
土井	朝子	神戸市立医療センター中央市民病院感染症科・総合診療科医長
山口	征啓	健和会大手町病院・副院長
岩渕千太郎		東京都立墨東病院感染症科・医長
栃谷健太郎		京都市立病院感染症科
馳	亮太	医療法人鉄蕉会亀田総合病院感染症科・部長代理
久保	健児	日本赤十字社和歌山医療センター感染症内科部・救急科部
岸田	直樹	感染症コンサルタント 一般社団法人 Sapporo Medical Academy・代表理事
上原	由紀	順天堂大学大学院医学研究科感染制御科学/総合診療科・准教授
笠原	敬	奈良県立医科大学感染症センター・講師
成田	雅	太田西ノ内病院内科部長(総合診療-感染症)
皿谷	健	杏林大学医学研究科呼吸器内科学・講師
竹下	望	国立国際医療研究センター病院 国際感染症センター
倉井	華子	静岡がんセンター感染症内科部長
藤田	崇宏	東京女子医科大学感染症科

(執筆順)

序

　本書は抗菌薬の基礎知識を解説するだけにとどまらず，抗菌薬を比較しその使い分けを理解するのに必要な知識を解説する，という点で今までにないコンセプトで編集されている．実際の処方をするときにどちらの薬剤を使えばよいか，が決められるように実践的な内容を意識した．

　現在，抗菌薬の解説書は多数出版されているが，添付文書の内容を基にしてまとめられたものが多い．しかし，添付文書にはその薬剤がどの系統（例えば第3世代セフェム系である，など）に属しているか，臨床的にどのような場面で使用すべきかなどは記載されておらず，適応菌種と適応疾患が羅列されているだけである．適応菌種と適応疾患が重複する場合，添付文書を読んでも実際にどちらの薬剤を使用したらよいのかわからず，使い分けることができないため，根拠をもって処方するには有用でない．また，添付文書によらず国際的な使用法をまとめた書籍や翻訳本もあり，系統ごと，薬剤ごとに解説されているが，共通のスペクトラムをもつ薬剤のどちらを使用すべきか，などで迷うことがある．同じ系統の抗菌薬には共通の特徴があり，その特徴が臨床的に使用すべき場面を想起させる．また，共通の特徴をもった抗菌薬を使い分けるには，異なる部分を理解することも必要である．本書は『medicina』誌の特集を基に各項目をさらにブラッシュアップしてその違いがより明確に理解できるよう編集した．

　抗菌薬を選択するには理由が必要であり，原則に従って選択すれば自ずと根拠をもった治療を行うことができ，短期的に熱が下がらない場合や改善が得られない場合でも，不安になって理由なく抗菌薬を変更したり，治療方針の策定に行き詰まったりしなくてすむと考えられる．本書によって今まではっきりしなかった抗菌薬選択の根拠や使い分けを理解し，自信をもって感染症治療が行えるようになっていただければ幸いである．

2014年6月　　　　　　　　　　　　　　　　　　　　　　　　　　　　細川直登

目次

第Ⅰ部　総論—添付文書だけでなく，サンフォードだけでもない抗菌薬の使い方　*1*

1　抗菌薬使用の大原則　細川直登　*2*
- βラクタム系薬が使用可能なときはこれを優先する　*2*
- 同じクラスのβラクタム系薬の薬効は原則的に同じである　*3*
- 単剤で治療できるものは単剤を用いる　*3*
- 過量投与が問題になるアミノグリコシドやバンコマイシンはTDMを利用する　*4*
- 経口抗菌薬はスペクトラムだけで選ばない　*4*

2　日本と海外で異なる抗菌薬の用法・用量　北薗英隆　*6*
- 日本と海外の用法・用量の違い　*6*
- 近年承認された薬剤は海外における用法・用量と同じであることが多い　*6*
- 用法・用量を修正して新たに発売された薬剤もある　*8*
- 従来の薬剤の最大用量，適応疾患の拡大　*8*
- 保険適用量と標準使用量に違いがある場合の対応　*9*
- 抗菌薬の適正な用法・用量はまだ不明な点が多い　*10*
- 用法・用量の適正化を目指して　*11*

3　PK/PDから考える合理的投与方法とは？　岡　秀昭　*12*
- PK/PD理論の基本知識　*12*
- ケース1：bioavailabilityから考えた経口抗菌薬の使い方　*14*
- ケース2：組織移行性を考慮しなければいけないとき　*15*
- ケース3：殺菌的抗菌薬と静菌的抗菌薬のどちらがよいか？　*16*
- ケース4：時間依存性か濃度依存性か
  　　　　―外来や在宅で使える点滴抗菌薬はどちらがよい？　*17*
- ケース5：添付文書と標準使用量のギャップへの対応策　*17*

4　感受性検査の結果をどう解釈するか　細川直登　*20*
- 抗菌薬感受性はどのようにして決められているのか？　*20*
- 感受性結果解釈のピットフォール　*21*

5 抗菌薬の適正使用 　　　　　　　　　　　　　　　大路　剛　24

なぜ今，抗菌薬適正使用が必要なのか　24
抗菌薬の使用制限の方法　25
病院の耐性菌対策と患者アウトカム向上の両立
　—今後の日本の抗菌薬適正使用の進む道　27

第Ⅱ部　薬剤同士の"同じ部分＝類似性"をまとめてその特徴を理解する　29

【対象微生物でまとめる】

1 グラム陽性菌用の薬剤 　　　　　　　　　　　　　　大路　剛　30

グラム陽性菌用抗菌薬を考えるにあたって　30
グラム陽性球菌　32
グラム陽性桿菌　36

2 グラム陰性菌用の薬剤 　　　　　　　　　　　　　　山本舜悟　39

βラクタム系　39
アミノグリコシド系　44
ニューキノロン系　44
ST合剤　45

3 抗嫌気性菌薬 　　　　　　　　　　　　　　　　　　北薗英隆　47

嫌気性菌感染症治療の基本　47
どの抗菌薬を選ぶか　48
嫌気性菌感染で使用される薬剤の特徴　49

4 抗緑膿菌薬 　　　　　　　　　　　　　　笹野幹雄・林　淑朗　53

ペニシリン系　53
セフェム系　55
カルバペネム系　55
キノロン系　57
アミノグリコシド系　58
colistin　59
耐性菌への対応　59

5　抗MRSA薬　　　　　　　　　　　　　　　　　　　　中村権一　61

グリコペプチド系　61
オキサゾリジノン系　64
アミノグリコシド系　65
リポペプチド系　66
そのほかの抗MRSA薬　67

【抗菌薬の構造でまとめる】

6　βラクタム系薬　　　　　　　　　　丹羽一貴・有馬丈洋・本郷偉元　69

作用機序　69
PK/PD上の特徴　69
抗菌薬選択のポイント　70
βラクタム系薬の用法・用量設定のコツ　75
副作用　75

7　ニューキノロン系薬　　　　　　　　　　　　　渋江　寧・岡　秀昭　77

作用機序　77
PK/PDの特徴　77
使用すべき臨床状況　78
副作用，相互作用　80

8　アミノグリコシド系薬　　　　　　　　　　　　　　　　矢野晴美　82

作用機序　82
スペクトラム　82
PK/PD上の特徴　82
投与方法　83
使用すべき臨床状況　84
副作用　85

9　マクロライド系薬　　　　　　　　　　　　　　　　　　齋藤昭彦　87

作用機序　87
PK/PDの特徴　88
耐性のメカニズム　88
スペクトラム，使用すべき臨床状況　88
副反応　90
相互作用　91
エリスロマイシンの抗菌作用以外の効果　91

10　テトラサイクリン系薬　　　相野田祐介　93

歴史・構造・作用機序　*93*
PK/PDの特徴　*94*
スペクトラム　*94*
使用すべき臨床状況　*94*
マイコプラズマ肺炎における適応　*95*
免疫抑制作用　*96*
副作用　*96*
ヒト以外への使用　*96*

【投与経路でまとめる】

11　経口抗菌薬の使い方　　　大野博司　98

経口抗菌薬を処方する際に考慮すべき点　*98*
外来で経口抗菌薬による治療を行う場合　*99*

第Ⅲ部　薬剤同士の"違い＝個別性"を理解して実践的な使い分けを習得する　*105*

1　ペニシリンGとアンピシリン　　　土井朝子　106

PCGが使用される臨床状況　*106*
ABPCが使用される臨床状況　*108*
de-escalationをしっかりと行おう　*109*
ブドウ球菌菌血症にペニシリンは使用できるか　*109*
中枢神経への移行　*110*
投与法　*110*
使用上の注意　*112*
アレルギーがある場合の代替薬　*112*
おわりに　*112*

2　アンピシリン・スルバクタムとピペラシリン・タゾバクタム　　　山口征啓　114

βラクタマーゼとβラクタム阻害薬　*114*
スペクトラムの違い，使い分け　*114*
ペニシリンアレルギーがある場合の代替薬　*116*

オキサセフェム系やセファマイシン系との使い分け　*117*
薬価　*117*

3　セファゾリンと oxacillin/nafcillin　　　岩渕千太郎　119

世代別セファロスポリン系薬の特徴　*119*
セファゾリンのスペクトルと使用すべき臨床状況　*119*
抗黄色ブドウ球菌薬としてのセファゾリン　*121*
グラム陰性桿菌治療薬としてのセファゾリン　*124*
セファゾリンの使い方　*124*

4　セフォチアムとセフォタキシム/セフトリアキソン　　　杤谷健太郎　126

セフォチアム　*126*
セフォタキシム/セフトリアキソン　*129*

5　セフタジジムとセフェピム　　　馳　亮太　133

セフタジジム　*133*
セフェピム　*135*

6　メロペネムとイミペネム・シラスタチンとドリペネム　　　久保健児　140

使用される臨床状況：カルバペネムを使うべきか，使うべきでないか？　*140*
カルバペネムを使うとして，どの薬剤を選ぶか　*145*
カルバペネムの投与法　*146*
カルバペネムの適正使用のすすめ方　*146*

7　シプロフロキサシンとレボフロキサシンとモキシフロキサシン　　　岸田直樹　149

キノロン系薬の特徴　*149*
シプロフロキサシン　*150*
レボフロキサシン　*153*
モキシフロキサシン　*154*

8　ゲンタマイシンとトブラマイシンとアミカシン　　　山本舜悟　156

スペクトラム，使用すべき臨床状況　*156*
投与法　*158*
各薬剤の使い分け　*160*
少なすぎる日本の保険適用量　*160*

9 バンコマイシンとテイコプラニン　　　　　　　　　上原由紀　163

- スペクトラム　*163*
- PK/PD から考える投与法　*163*
- バンコマイシンとテイコプラニンの使い分け　*165*
- MRSA 感染症の治療期間　*167*

10 リネゾリドとダプトマイシン　　　　　　　　　　笠原　敬　170

- バンコマイシン，リネゾリド，ダプトマイシンの使い分け　*171*
- 敗血症・心内膜炎に対する使い分け　*172*
- 肺炎に対する使い分け：バンコマイシンとリネゾリドのどちらを用いるか？　*173*
- そのほかの感染症に対する使い分け　*174*
- 副作用　*174*

11 ドキシサイクリンとミノサイクリン　　　　　　　成田　雅　177

- 使用すべき臨床状況　*177*
- ドキシサイクリンとミノサイクリンの使い分け　*181*

12 アジスロマイシンとクラリスロマイシン　　　　　皿谷　健　184

- スペクトラム　*184*
- 使用すべき臨床状況　*185*
- 副作用，相互作用　*188*
  - column　マクロライド耐性マイコプラズマ肺炎　*190*

13 クリンダマイシン　　　　　　　　　　　　　　　竹下　望　192

- スペクトラム，薬剤の特徴　*192*
- 使用される臨床状況と投与法　*194*
- 副作用　*195*

14 メトロニダゾール　　　　　　　　　　　　　　　倉井華子　197

- スペクトラム　*197*
- 薬物動態　*197*
- 使用される臨床状況と投与法　*198*
- 副作用，相互作用　*201*
- 静注薬の国内承認が待たれる　*201*

15 ST 合剤　　　　　　　　　　　　　　　　　　　藤田崇宏　203

- 古い薬を今使いこなす　*203*
- 作用機序　*203*

スペクトラム　*204*
適応　*204*
剤形，用法・用量　*206*
副作用，相互作用　*207*

●理解を深めるための 27 題―解答 —————————— 209

●索引 ————————————————————————— 217

I

総論—添付文書だけでなく，サンフォードだけでもない抗菌薬の使い方

1 抗菌薬使用の大原則

> **ポイント**
> ◎ βラクタム系薬が使用可能なときはこれを優先して用いる.
> ◎ 同じクラスのβラクタム系薬の薬効は原則的に同じである.
> ◎ 単剤で治療できるものは単剤を用いる. 基本的に薬剤を併用する必要があるのは, ①スペクトラムが足りない場合, ②相乗効果を狙う場合だけである.
> ◎ アミノグリコシド系薬やバンコマイシンは血中濃度を測定しながら用いる.
> ◎ 経口抗菌薬はスペクトラムだけでなく, 生物学的利用率(bioavailability)が高く, 十分な血中濃度が得られるものを選ぶ.

抗菌薬は多数の系統, 種類があり選ぶのが難しい, と感じることも多いと思われる. いきおい, 普段使っているもの, 特段の理由もなく疾患別に「肺炎だから」「尿路感染だから」と習慣的に使用しているものを選択することが多いのではないだろうか. しかし, 効率よく疾患を治療するために抗菌薬選択には理由が必要なのである. 細かい理由は各論的に学ぶ必要があるが, ほとんどの場合に共通の大原則が存在する. その原則を基に考えれば自ずと迷う機会は減り, 本来使用すべき抗菌薬を選ぶ助けになる.

βラクタム系薬が使用可能なときはこれを優先する

βラクタム系薬は細菌の細胞壁合成阻害を作用機序としており, 細胞壁をもたないヒト細胞には直接の作用を及ぼさない. したがって, きわめて選択毒性が高く, 効果と安全性のバランスがよい. 最も重篤な副作用はアナフィラキシーであり, これは用量依存性には発症しないため比較的安全に高用量を使いやすい.

βラクタム系薬はPK/PD(pharmacokinetics/pharmacodynamics：薬物動態/薬力学)上の特徴からは時間依存性の薬剤[1]であり, 最小発育阻止濃度(MIC)以上の

濃度を保つ時間が長いほうがより有効である．また，半減期が短く，ペニシリンはほとんど1時間以内，セフェムでも1.5〜1.9時間ほどのものが多く，投与間隔があくと血中濃度が著明に低下してしまい，MIC以上の濃度を長時間保つことが困難となる．したがって，投与間隔をあけずにペニシリン系であれば4〜6時間ごとに，セフェム系であれば6〜8時間ごとに投与する．投与量が過少，あるいは投与間隔をあけすぎると効果を発揮できない可能性がある．用量で迷ったら，高用量で使用することがコツである．

同じクラスのβラクタム系薬の薬効は原則的に同じである

第1世代セフェム，第2世代セフェム，第3世代セフェムなどのクラス分けにより，同じクラスに分類されるβラクタム系薬の薬効はほぼ同じと考えてよい．製薬会社の情報では他社製品との違いが強調されるが，基本的に同じクラスの薬剤は同じ薬効であり，臨床的な差異はないと考える．カルバペネムも基本的なスペクトラムと性質は同じであり，カルバペネムのなかでの使い分けは臨床的にはあまり意味がない．同じクラスで使い分けがあるとすると，例えば第3世代セフェムのセフトリアキソンとセフォタキシムは肝排泄と腎排泄であり，セフトリアキソンは胆泥ができやすく胆汁排泄が滞るような病態では使いにくいので，セフォタキシムを使用するなど，抗菌効果以外の部分で使い分けることがある．

単剤で治療できるものは単剤を用いる

抗菌薬を併用する必然性があるのは主に次の2つの事例だけである．

①スペクトラムがどうしても足りないとき：起因菌不明の肺炎では肺炎球菌などのβラクタム系薬が有効な肺炎と，マイコプラズマなどβラクタム系薬が無効な微生物による，いわゆる非定型肺炎が区別できない場合がある．この場合はβラクタム系薬のみでは非定型肺炎に対するスペクトラムが不足するため，マクロライドなどを併用する．

②相乗効果(synergy)を狙うとき：腸球菌による心内膜炎に対してβラクタム系薬だけでは殺菌的な作用が発揮できないため，相乗効果を狙う目的でアミノグリコシドを併用する場合である．

過量投与が問題になるアミノグリコシドやバンコマイシンはTDM（薬物血中濃度モニタリング）を利用する

　アミノグリコシドはβラクタム系薬などと比べると，薬物の有効濃度と副作用がでる中毒域が比較的接近しており，血中濃度の高い状態が持続すると腎障害をきたしやすい．また，バンコマイシンも単独ではそれほどではないとされるが，腎障害をきたしやすい薬剤との併用や，元々腎障害がある場合は最低血中濃度が高くなると腎障害をきたすことがある．このような薬剤は，効果を最大限に発揮し，副作用を最小限に抑えるために血中濃度を測定しながら使用する．通常，次回投与直前の血中濃度が最も低くなる最低血中濃度（トラフ値）と投与終了後の最高血中濃度（ピーク値）を測定し，体内での薬物動態を推測するシミュレーションソフトで計算を行い，最適の1回投与量と投与間隔を求める．

　近年多くの薬剤師がこの作業に取り組むようになっており，自施設の薬剤部あるいは薬剤師と相談して体制を整えるとよい．薬物血中濃度測定を外注している場合は結果が得られるまで数日〜1週間ぐらいかかることがあり，次の投与計画に反映できないこともある．その場合は薬剤部でのシミュレーションが可能か，または特定の薬剤に限り，院内で測定できる体制を検討することも考慮する．

経口抗菌薬はスペクトラムだけで選ばない

　経口抗菌薬においては，単にスペクトラムが対象の菌をカバーしているということだけではなく，得られる血中濃度にも注意をはらう必要がある．多くのβラクタム系薬は経静脈投与に比べ経口投与可能な量が極端に少ないため，静注と同系統の薬剤でも得られる血中濃度は低い．また，生物学的利用率（bioavailability）の低い薬剤もあり，治療に必要な血中濃度を確保することができない場合もある．特に第3世代セフェムの経口薬は吸収率が悪く，1回投与量も少ないため，血中濃度が本来のターゲットであるグラム陰性菌のMICに達しない[2]．グラム陽性菌に対してはMICを超えるものもあるが，陽性菌を狙うなら第1世代セフェムやペニシリン系の薬剤のほうが適している．実際の臨床に第一選択として使用すべき状況を設定できない．

　経口薬でも十分な血中濃度が得られる薬剤には以下がある．

> βラクタム系薬
> 　アモキシシリン，セファレキシン
> βラクタム系薬以外
> 　クリンダマイシン，キノロン系薬，ST合剤，テトラサイクリン系薬，メトロニダゾール，フルコナゾール

　経口薬を用いる場合は bioavailability が良好で，十分な血中濃度が得られる薬剤を使い慣れておき，自家薬籠中の物としておくことが重要である．

● 文献

1) Craig WA：Pharmacokinetic/pharmacodynamic parameters：rationale for antibacterial dosing of mice and men. Clin Infect Dis **26**：1-10；quiz 11-12, 1998
2) David N, et al(eds)：The Sanford Guide to Antimicrobial Therapy 2013. Antimicrobial Therapy, Sperryville, 2013

〔細川直登〕

 日本と海外で異なる抗菌薬の用法・用量

> **ポイント**
> ◎ 抗菌薬の添付文書はPK/PDに基づいた用法・用量と異なる設定がされていることが多い.
> ◎ しかし,近年承認された薬剤は海外における用法・用量と同じであることが多い.また,用法・用量を修正して新たに発売された薬剤もある.
> ◎ 保険適用量と標準使用量に違いがある場合は,<u>用法を工夫するなどの対応が必要である</u>.

日本と海外の用法・用量の違い

　最近まで日本での抗菌薬の用法・用量は欧米をはじめ他国と著しく異なっていた.濃度依存性か,時間依存性かにかかわらずほとんどの静注抗菌薬が1日2回の投与であるなど,pharmacokinetics/pharmacodynamics(PK/PD)の原則を考慮しない用法が承認されていた.表Ⅰ-1に主要な抗菌薬の日本と海外における用量・用法の違いを示す.抗菌薬に限らず,他領域の薬剤においても日本での用量は欧米のものよりも著しく少ない[1].体格が似ているアジアの国でも欧米とほぼ同量が承認されており,これは日本独自の問題である.日本では臨床試験において効果よりも安全性を重視するため,安全な用法・用量が承認されてきた.しかし,その用量・用法が治療効果の面からみてもベストかどうかについては検討されてこなかった.

　抗菌薬の保険適用量の決定がPK/PDの原則に則って行われなかったこと,海外における薬剤の用量・用法に関する情報が少なかった原因として,わが国では長らく臨床感染症の専門家が不在であったことが挙げられる.

近年承認された薬剤は海外における用法・用量と同じであることが多い

　1990年代から,世界的に新薬承認プロセスの国際標準化の流れがあり,その結果,日本でも新薬承認の際に海外の臨床データを使用することが可能になった[2].

表 I-1　日本の添付文書用量と海外での用量の比較

抗菌薬一般名	添付文書上の成人標準量	添付文書上の1日最大用量	海外での標準使用量	海外での1日最大用量
アンピシリン	1日量1〜4gを1〜2回に分けて点滴静注*	記載なし	1〜2gを6時間ごと投与．髄膜炎や心内膜炎では2gを4時間ごと投与	12g
アンピシリン・スルバクタム	1日6gを2回に分けて静注または点滴静注	ユナシン®-Sのみ12g．それ以外のジェネリックは6g	3gを6時間ごと静注	スルバクタムは4g/日まで（計12g）
ピペラシリン	1日2〜4gを2〜4回に分けて静脈内投与	8g	3〜4gを4〜6時間ごと	24g
ピペラシリン・タゾバクタム	1回4.5gを1日3回経静脈投与	18g	3.375〜4.5gを6〜8時間ごと	18g
セファゾリン	1日1.5〜3gを3回に分割投与	5g	1〜2gを6〜8時間ごと	6g
セフォタキシム	1日1〜2gを2回に分けて経静脈投与	4g	1〜2gを6〜8時間ごと	8g
セフトリアキソン	1日1〜2gを1回または2回に分けて経静脈投与	4g	1〜2gを24時間ごと．髄膜炎のみ2gを12時間ごと	4g
セフェピム	1日1〜2gを2回に分割し，経静脈投与	4g	1〜2gを8〜12時間ごと	6g
メロペネム	1日0.5〜1gを2〜3回に分割し，点滴静注	2g．メロペン®のみ髄膜炎に6g，発熱性好中球減少症に3g	1gを8時間ごと．髄膜炎では2gを8時間ごと	6g
レボフロキサシン（静注）	1回500mgを1日1回経静脈投与	500mg	500〜750mgを24時間ごと	750mg
シプロフロキサシン（静注）	1回300mgを1日2回点滴静注	600mg	400mgを12時間ごと	800mg
アジスロマイシン	500mgを1日1回	500mg	500mgを24時間ごと	500mg（肺炎）
バンコマイシン	1日2g，1回1gを12時間ごと	2g	1gを12時間ごと	特に設定なし
クリンダマイシン	1日600〜1,200mgを2〜4回に分けて点滴静注	2.4g	1,200〜2,700mgを3回に分割投与	4.8g

*敗血症，感染性心内膜炎，化膿性髄膜炎については一般に通常用量より大量を使用するとの記載あり．

そして，近年開発される薬は世界規模での販売戦略を目指すため，国際規模で同一量での開発・治験が行われる．そのような形で開発・承認された薬（例：HIVやインフルエンザなどの抗ウイルス薬，エキノキャンディン系抗真菌薬）は欧米と同じ用量・用法であることが多い．

用法・用量を修正して新たに発売された薬剤もある

最近，用法・用量を修正して新たに発売になった薬剤もある．その代表例として，レボフロキサシンとピペラシリン・タゾバクタムが挙げられる．

1 レボフロキサシン

1993年に日本で最初に承認された用量は1回100〜200 mgを1日3回内服であった．しかし，レボフロキサシンは濃度依存性の薬剤であり，1回あたりの投与量を増やして最大血中濃度（Cmax）を高くするのが効果的である．開発当初は安全性を第一に考え1回投与量は少なかったが，海外における500〜750 mg 1日1回投与の使用実績，ガイドラインでの本用法の推奨，学会からの要望により，製薬会社が薬剤の再開発に乗り出し，クラビット®500 mg 1日1回の投与が承認された．この審査では，海外のデータが多く参考文献として取り上げられた．現在ではクラビット®は最も処方される薬剤の1つである．

2 ピペラシリン・タゾバクタム

当初はタゾシン®（ピペラシリン：タゾバクタム＝4：1）として1日2.5〜5 g 分2で承認を受けた．これはピペラシリン量にして2〜4 gと非常に低用量であった．その後，海外でゾシン®（ピペラシリン：タゾバクタム＝8：1）として高用量ピペラシリンが実績をあげ，臨床現場および学会からの要望もあり，再開発の結果，欧米と同用法・用量で承認を受け，最も使用される静注抗菌薬の1つとなっている．

従来の薬剤の最大用量，適応疾患の拡大

薬だけでなく，古い薬剤も新しい治験を行うことなく，最大用量や適応疾患が標準治療として認められ改定されてきている．日本感染症学会をはじめとする各種学会，製薬会社などからの要望（公知申請という）により2000年以降，多くの静注抗菌薬の添付文書上の最大用量が改定されたが，その際に海外のデータが多く参考と

して使用されている．改定の背景として，2000年以降，国内外で臨床感染症のトレーニングを受けた感染症専門医が啓蒙活動を行い，PK/PDの原則が知られ，欧米の標準との差が明らかになったことが挙げられる．

　例えばユナシン®-S(アンピシリン・スルバクタム)やメロペン®(メロペネム)などは，最大用量が欧米の標準量なみになった．しかし，通常の使用量は変更されていない．また，安価なジェネリック製品の最大用量は改定されず，従来通りの用法のままとなっている．したがって，アンピシリン・スルバクタムではユナシン®-Sは1日12g使用可能であるが，ジェネリック薬では従来通りの6gまでしか使用できない．今後，できるだけ早く最大用量が拡大されることを望みたい．

保険適用量と標準使用量に違いがある場合の対応

　10年前に比べると，日本での抗菌薬の用法・用量もかなり国際標準に近づいている．しかし，依然差は存在する．これらの薬剤を国際標準量で使用するうえで問題となるのは，保険承認の問題と副作用があった際の法的問題である．

　静注抗菌薬は入院患者で使用されることが多いが，近年は保険給付を包括医療費支払い制度(DPC)にしている病院が増えており，保険用量を超えて使用しても保険請求が通らないという心配は少ない(一部の疾患はDPC対象外で，出来高請求となる場合には例外)．しかし，用量が多いほど病院側の負担が大きい．

　DPC採用の病院も，外来での経口抗菌薬は保険適用量に縛られる．経口薬で承認量とガイドラインにおける推奨量が異なる例としては，アモキシシリン・クラブラン酸が挙げられる．承認量は1日アモキシシリン量で最大1,000 mgであるが，国内外の肺炎ガイドラインなどでは高用量のアモキシシリンが推奨されている．少ないアモキシシリン量を補いつつ，保険診療で認められるようにするために以下のような併用処方にすることがあり，最近の市中肺炎ガイドラインでも紹介されている[3]．

> アモキシシリン・クラブラン酸(オーグメンチン®)　250/125 mg 3錠 分3
> アモキシシリン　250 mg 3錠 分3

　これによりアモキシシリンで1日1,500 mgの投与が可能である．しかし，これは苦肉の策であり，肺炎での第一選択となるような薬剤であれば，本来公知申請で最大用量が改定されるべきである．または前述のレボフロキサシンのように新薬として再開発することが望ましい．

添付文書を超える量を使用し，副作用などが起きた場合の法的責任が問題視されることも多い．しかし，診療内容，処方内容は医師の裁量権によるところであり，学会やガイドラインなどで標準的な処方であるとされているのであれば，法的には問題はなく厚生労働省もそれに関して確認している[4]．また，十分な量の抗菌薬で治療を行うことは患者の利益につながる．一方，薬害救済措置の対象となるには添付文書の用法・用量に従っていることが前提となる[5]．したがって，用法・用量の決定においては患者ごとに利点とリスクを秤にかけた個別判断が必要となる．

抗菌薬の適正な用法・用量はまだ不明な点が多い

βラクタム系薬ではT>MIC（Time above MIC；抗菌薬濃度がMICを超えている時間）が長いことが効果を得るために重要である．しかし，同じ薬剤でも異なる投与方法があり，その効果の違いに関するデータは乏しい．例えば，セファゾリンは「1〜2 gを6〜8時間ごとに投与する」とされているが，「1回2 g　1日3回投与」と「1回1 g　1日4回投与」ではどちらがT>MICの面では効果的か，そして，種々の感染症で臨床的な違いがあるかどうかのデータは見当たらない．

国際的な用法・用量でさえ，それをサポートするデータは乏しい．例えば，Sanford Guideの市中肺炎に関する記載では，以前用量は「高齢者では1 g/日，若年者では2 g/日」とされていたが，若年者における用量も近年1 g/日に変更された．筆者がSanfordの編者に問い合わせたところ，用量変更の経緯は以下であった．

「元々FDAの承認量は1 g/日であったが，2000年頃，各年齢層でセフトリアキソンの血中濃度を計測したところ，若年者，特に50歳以下ではそれ以上の年齢層に比べて肝がセフトリアキソンを早く代謝することがわかり（未発表データ），若年者では十分な血中濃度を確保するために2 g/日に変更した．しかし2008年頃，感受性のある菌による肺炎に対して1 g/日を投与した場合，若年者における治療失敗例があるかとの問い合わせがあり，そのような文献を見つけることはできなかった．そのため，また1 g/日に記載を変更したが，個人的には若年者，特にICU患者などではやはり2 gを使用する」

このように欧米で決定された用量も金科玉条ではない．未発表のデータやエキスパート・オピニオンによって決まることが多い．特に米国での用法・用量は効果を確保するためにoverdoseぎみであるという印象がある．しかし，日本でそれを少なくしても十分に治療可能とするエビデンスはないのが現実である．

用法・用量の適正化を目指して

　欧米では，感染症専門医や専門薬剤師が抗菌薬スチュワードシップ📖に基づき適正使用を行い，高価で広域な抗菌薬から安価でより狭域な抗菌薬に変えること(de-escalation)で薬剤コストの削減につなげている．一方，日本では感染症専門医が抗菌薬用法・用量の「適正化」を行うことで欧米なみの量になり，短期的には逆に使用量およびコストの増大になるかもしれない．しかし，国際的な標準に満たない用量では感染症がよくならない，または再発しやすくなるおそれがある．また，用法・用量が不適切であったり，不十分だと菌の耐性化が起こりやすくなるおそれもある．抗菌薬の保険適用量を引き続き日本で改善していくには，データと実績が必要である．現在では多くの施設が添付文書以上の欧米なみの用法・用量で抗菌薬を処方していると思われるが，その安全性を示すデータを出す必要がある．

　次の問題は至適用量である．これに関しては大きな比較研究は難しい．はじめは海外のデータ，専門家の意見なども合わせて決定されるべきであるが，今後国内からもさらなるデータを出していく必要がある．

文献

1) Malinowski HJ, et al：Same drug, different dosing：differences in dosing for drugs approved in the United States, Europe, and Japan. J Clin Pharmacol **48**：900-908, 2008
2) Morimoto K, et al：Impact of the last 15 years：from PMDEC to PMDA—looking back at the first stage of the PMDEC. Yakushigaku Zasshi **46**：38-50, 2011
3) JAID/JSC 感染症治療ガイド・ガイドライン作成委員会：JAID/JSC 感染症治療ガイドライン—呼吸器感染症．日化療会誌 **62**：1-109, 2014
   http://www.chemotherapy.or.jp/guideline/jaidjsc-kansenshochiryo_kokyuki.pdf
4) 保険診療における医薬品の取扱いについて(昭和55年9月3日付け保発第51号厚生省保険局長通知)
   http://www.mhlw.go.jp/shingi/2008/10/dl/s1027-16e_0004.pdf
5) 独立行政法人医薬品医療機器総合機構(PMDA)：『医薬品副作用被害救済制度に関する Q&A. Q2.「適正な使用」とは，具体的にどのような使用をいうのですか．』
   http://www.pmda.go.jp/kenkouhigai/help/qanda.html

　　　　　　　　　　　　　　　　　　　　　　　　　　　　　　　(北薗英隆)

📖 **抗菌薬スチュワードシップ**：患者への抗菌薬使用の支援をする病院全体としての取り組み．通常，対象は抗菌薬を処方する病院の医師である．誰が行うかは病院によって異なるが，一般的に感染症の専門家(または感染症に詳しい医師)と薬剤師が協力して行われている．日本の多くの病院では感染症対策チーム(ICT)が行っている．

③ PK/PD から考える合理的投与方法とは？

> **ポイント**
> - 経口抗菌薬を使うときには，bioavailability に着目する．
> - 髄膜炎では髄液移行があり，治療実績のある薬剤を選択する．
> - 殺菌的抗菌薬を使用しなければならない状況は限定的である．
> - 抗菌薬は濃度依存性に効果を示すものと時間依存性に効果を示すものに大きく分けられる．外来や在宅で点滴抗菌薬を使用するときには，濃度依存性抗菌薬や半減期の長い薬剤を選択する．

PK/PD 理論の基本知識

　PK/PD 理論とは薬物動態と薬力学を組み合わせて，薬剤の有効性や安全性を評価する考え方である．抗菌薬は PK/PD 理論をもとに臨床効果が最大限に得られるような用法・用量で投与されることが望ましい．

1 PK, PD とは？

　PK は pharmacokinetics（薬物動態）であり，抗菌薬の用法・用量と生体内での濃度推移（吸収，分布，代謝，排泄）の関係を表す．PK のパラメータとしては薬剤を投与したあとの最高血中濃度（Cmax），血中濃度曲線下面積（AUC），半減期（$T_{1/2}$）を用いる．PK において，特に実臨床で重要なポイントは，生物学的利用率（bioavailability）と組織移行性である．

　PD は pharmacodynamics（薬力学）であり，PD のパラメータとしては最小発育阻止濃度（MIC），最小殺菌濃度（MBC）が大切であり，それに基づいて殺菌的抗菌薬，静菌的抗菌薬のどちらであるかが定義される．

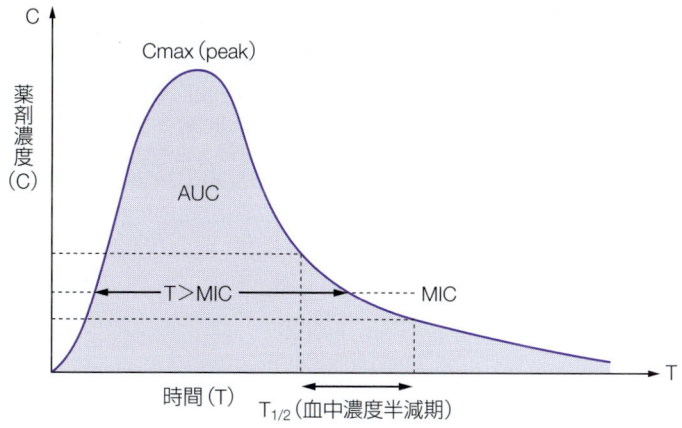

図Ⅰ-1　抗菌薬の効果と相関するPK/PDパラメータ(文献1より引用)
Cmax：最高血中濃度，AUC：血中濃度曲線下面積，T＞MIC：Time above MIC
(MICを超える濃度が維持される時間)

表Ⅰ-2　PK/PDパラメータと抗菌薬一覧(文献2より引用，改変)

抗菌効果	PK/PDパラメータ	抗菌薬
濃度依存性殺菌作用と長い持続効果	AUC/MIC Cmax/MIC	キノロン系薬，アミノグリコシド系薬
時間依存性殺菌作用と短い持続効果	T＞MIC	カルバペネム系薬，セフェム系薬，モノバクタム系薬，ペニシリン系薬
時間依存性殺菌作用と長い持続効果	AUC/MIC	アジスロマイシン，クラリスロマイシン，テトラサイクリン系薬，バンコマイシン

2　PK/PDにおける抗菌薬の分類：時間依存性か，濃度依存性か？

　PK/PD理論では，効果予測パラメータとして① Time above MIC(T＞MIC：MICを超える濃度が維持される時間)と② Cmax/MIC，③ AUC/MIC(**図Ⅰ-1**)[1]により，抗菌薬は時間依存性のものと濃度依存性のものに大きく分けられる(**表Ⅰ-2**)[2]．
　本項ではPK/PD理論の詳細については，簡単な解説にとどめ，ピットフォール症例を示しながらPK/PD理論に基づいた実践的な抗菌薬療法を解説したい．

表Ⅰ-3 bioavailabilityが良好な薬剤，不良な薬剤（文献2を基に筆者作成）

良好な薬剤(80%以上)	不良な薬剤(50%未満)
アモキシシリン アモキシシリン・クラブラン酸 セファレキシン(第1世代セフェム) セファクロル(第2世代セフェム) レボフロキサシン，モキシフロキサシン クリンダマイシン リネゾリド メトロニダゾール ミノサイクリン，ドキシサイクリン ST合剤	セフジニル(第3世代セフェム) セフポドキシムプロキセチル(第3世代セフェム) セフジトレンピボキシル(第3世代セフェム) アジスロマイシン，クラリスロマイシン

ケース1：bioavailabilityから考えた経口抗菌薬の使い方

✗Don't

市中肺炎の症例に第3世代セフェム系（セフトリアキソン）を点滴投与し翌日には状態がやや改善したため，第3世代セフェム系経口薬へ変更した．しかし，症状が再燃し，入院時の喀痰培養からは肺炎球菌が検出された．

経口抗菌薬を選択する際に特に考慮しなくてはならない大切なポイントは，bioavailabilityである．bioavailabilityとは，投与した薬剤が消化管から吸収されて循環血液中に到達する割合である．これが良好な薬剤と，不良な薬剤があり(表Ⅰ-3)，前者では消化管からの吸収の条件がよければ同じ薬剤において経口薬でも点滴薬と遜色ない効果が期待できる．一方で，後者ではいくら試験管内で標的とする微生物に効果があっても，吸収されて感染巣に到達しなければ効果が期待できない．

第3世代セフェム系経口薬はbioavailabilityが不良であり，点滴薬とは同様の効果が得られないことがあるため注意が必要である．一方で，第3世代セフェム系点滴薬は市中肺炎や尿路感染のみならず，細菌性髄膜炎や急性喉頭蓋炎など，重症感染症治療のキードラッグである．bioavailabilityが不良な第3世代セフェム系を自然治癒傾向のある上気道感染症などに安易に使用することは，重症感染症のキードラッグとなる本薬剤の耐性菌増加を防ぐためにも慎むべきである．

表 I-4　抗菌薬の髄液移行性（文献2を基に筆者作成）

治療可能な移行性がある	治療可能な移行性がない （使用するべきではない）
アンピシリン oxacillin セフォタキシム，セフトリアキソン セフタジジム，セフェピム イミペネム（痙攣の問題があり，髄膜炎には使用しない），メロペネム クロラムフェニコール メトロニダゾール モキシフロキサシン	第1, 2世代セフェム系 アミノグリコシド マクロライド クリンダマイシン

バンコマイシンの移行性は不良だが，使用可能．

> **❶ Do**
>
> 経口薬を服薬できる十分な状態になるまで点滴抗菌薬を継続し，その後 bioavailability の良好な薬剤（アモキシシリンやレスピラトリーキノロン）を選択するほうが効果が高い．

ケース2：組織移行性を考慮しなければいけないとき

> **✖ Don't**
>
> 発熱，頭痛，軽度の意識障害のある症例．胸部浸潤陰影と尿中肺炎球菌抗原陽性であり，肺炎球菌性肺炎を疑いアンピシリン・スルバクタムの1.5 g朝，夕投与を行ったものの，意識障害が進行し，後に細菌性髄膜炎の合併が判明した．

bioavailability と同様に，感染している部位に抗菌薬が届かなければ十分な効果は期待できない．特に脳脊髄液と眼内への抗菌薬の移行はきわめて不良であり，髄膜炎や眼内炎の治療では組織移行性の良好な抗菌薬（表I-4）を選択し，かつ十分量の投与が必要である．また，前立腺や骨髄への移行性の良好な薬剤を選択するほうがよいかもしれないが，胆管炎に対して胆汁移行性が良好な薬剤がよいかについては意見の割れるところである．筆者は胆汁移行性をあまり気にしていない．

> **❶ Do**
>
> 本症例では，意識障害から髄膜炎も鑑別する必要があった．肺炎球菌性髄膜炎が疑われる場合には，経験的治療として髄液移行性の良好なセフトリアキソ

ン 2 g 12 時間ごとの投与にバンコマイシンを併用する．

ケース３：殺菌的抗菌薬と静菌的抗菌薬のどちらがよいか？

✖ Don't

下腿の丹毒が疑われる症例．ペニシリンにアナフィラキシーの既往がある．電話で infection control team（ICT）へコンサルトしたところクリンダマイシンを勧められたが，静菌的抗菌薬よりも殺菌的なセフェム系がよいと判断し，第3世代セフェム系内服を処方し帰宅させたところ，アナフィラキシーにて搬送されてきた．

試験管内において一定量の細菌に抗菌薬を投与し作用させた後に，目視によって混濁が認められなくなる抗菌薬の最も低い濃度を最小発育阻止濃度（MIC）と呼び，混濁のない菌液をさらに別の培地で培養し，菌が発育しない最小の濃度を最小殺菌濃度（MBC）と呼ぶ．

MBC が MIC の 4 倍以内のときに殺菌的，4 倍を超える場合に静菌的と定義している．これらは試験管内での定義であり，臨床的な優劣は臨床試験で判断する．また，同じ抗菌薬でも，菌種により静菌的なのか殺菌的なのか異なった定義となることもある．そのため，必ずしも殺菌的抗菌薬が静菌的抗菌薬よりも優れているわけではない．一般的に，感染性心内膜炎，細菌性髄膜炎，発熱性好中球減少症の場合には殺菌的抗菌薬を選択する．

❗ Do

ペニシリンアレルギーがあると，カルバペネム系やセフェム系への交差アレルギーを示すことがある．特にアナフィラキシーや中毒性表皮壊死症（TEN）型のような重症薬疹では，これらの投与を避けなければならない．

クリンダマイシンは静菌的抗菌薬であるが，蜂窩織炎や丹毒など溶連菌に対してペニシリンアレルギーの患者などへ代替薬として使用することができる．さらに，前述のように第 3 世代セフェム系経口薬の bioavailability は不良であり，bioavailability の良好なクリンダマイシンのほうが経口療法としても推奨できる．

ケース4：時間依存性か濃度依存性か—外来や在宅で使える点滴抗菌薬はどちらがよい？

✗ Don't

外来を受診した急性単純性腎盂腎炎の若年女性．患者は強く外来治療を希望しているが，ニューキノロン系薬に過敏症の既往があるため，カルバペネム系薬を単回投与し，第3世代セフェム系内服薬を処方して帰宅とした．

外来や在宅で点滴抗菌薬を使用する際に，その抗菌薬が濃度依存性か，時間依存性か特に注意をはらう必要がある．1日1回の投与で効果が得られる濃度依存性か半減期の長い時間依存性の薬剤が使いやすい．

ペニシリンやセフェム系，カルバペネム系など入院診療でよく使用される抗菌薬は時間依存性であり，十分な効果を引き出すには頻回の点滴投与が必要となるため，外来では実用的ではない．また，このような時間依存性の薬剤を単回投与する方法は，濃度が瞬く間に下がってしまい効果が落ちるだけでなく，耐性菌を増加させる懸念もあるため避けるべきである．セフェム系薬のうちセフトリアキソンは例外的に半減期が長く，1日1回投与が可能である．

ほかにはアミノグリコシド系薬やニューキノロン系薬が濃度依存性であり，1日1回点滴に向いている．一方で，ニューキノロン系薬はbioavailabilityが良好であり，多くの外来治療では内服での治療が可能であろう．

筆者は外来や在宅での点滴抗菌薬として肺炎や蜂窩織炎，尿路感染症などではセフトリアキソンを，尿路感染症ではアミノグリコシド系薬をよく使用している．

❶ Do

本症例ではゲンタマイシン5 mg/kgを点滴投与とした．3日間点滴し解熱したため，bioavailability良好なST合剤4錠 分2内服に変更して治療継続した．

ケース5：添付文書と標準使用量のギャップへの対応策

✗ Don't

メチシリン感受性黄色ブドウ球菌（MSSA）の菌血症の症例．ICTよりセファゾリン2 g 8時間ごと（1日6 g）の投与を推奨されたが，病棟看護師より「真夜中

や頻回の点滴はやめてほしい」，また薬剤師より「添付文書では1日5 gまで」と言われ，主治医は困ってしまった．

　近年，PK/PD理論に基づいた用法・用量の変更，新たな商品の発売が行われた．レボフロキサシンは100 mg錠を朝，昼，夕に3回内服する投与法から，500 mg錠1日1回内服に変更となり，ピペラシリン・タゾバクタムが2.5 g(タゾシン®：ピペラシリン2 g，タゾバクタム0.5 g)を1日2回から4.5 g(ゾシン®：ピペラシリン4 g，タゾバクタム0.5 g)を1日3〜4回と変更されて発売されている．一方で，ペニシリンやセファロスポリン，アミノグリコシド系など古くから使用されている多くの抗菌薬の投与法，投与量は改正されていない．適切な抗菌薬治療を行うためには添付文書通りではなく，ジョンズ・ホプキンス大学の「ABX Guide」[3]や「サンフォード感染症治療ガイド」などを参考に投与を行うことが理想的である．

　一方，時間依存性の薬剤においては頻回の点滴が必要であり，現場スタッフの業務負担が増えることから，理解・協力が得られなかったり，理解が得られたとしても添付文書が障壁となり実践されにくいこともある．

❶Do

　次善の策ではあるが，本症例では，セファゾリン2 g朝，1 g昼，2 g夕(ピペラシリンなら2 g朝，2 g昼，4 g夕，メロペネムなら0.5 g朝，1 g夕など間隔が空く夕〜朝の投与量を増やして有効性を担保する)という投与法や，セファゾリン2 gを4時間かけて朝・夕に2回点滴する方法など，PK/PD理論に基づいた投与変法を行うことも考えられる．

　後者のような時間依存性抗菌薬の点滴時間を延ばして効果を高めようという試みは，耐性菌治療においても行われている．

文献

1) 戸塚恭一, 三鴨廣繁：日常診療に役立つ抗感染症薬のPK-PD, ユニオンエース, 2012
2) Craig WA：Pharmacokinetic/pharmacodynamic parameters：rationale for antibacterial dosing of mice and men. Clin Infect Dis **26**：1-10, 1998
3) Johns Hopkins ABX Guide, 2013

● **参考文献**

1) 岩田健太郎：感染症999の謎，MEDSi，2010
2) Mandell GL：Principles and practice of infectious diseases, 7th ed, pp 297-307, Churchill Livingstone, Philadelphia, 2009

(岡　秀昭)

4 感受性検査の結果をどう解釈するか

ポイント

- 感受性検査の結果は，感受性(S)，耐性(R)，その中間(I)に定義される．
- (S)と判定された薬剤のなかから最も狭域のものを選ぶ．
- 異なる薬剤同士の MIC 値を比較することには意味がない．
- 感受性検査で(S)と判定されても耐性をもつ場合がある．ESBLs 産生菌や AmpC 過剰産生菌では注意する．

感受性結果の解釈は実は単純である．感受性検査の結果は以下のように定義されている．

(S, susceptible)：ある菌に対して感受性，すなわち臨床的に有効と考えられるもの
(R, resistant)：耐性，すなわち臨床的に無効と考えられるもの
(I, intermediate)：(S)と(R)の中間（臨床的には有効でない可能性があるので使用しない）

基本的には(S)と判定されたものは臨床的には同様に有効であると考えられるように決められている．したがって，(S)と判定された抗菌薬のなかから最も狭域の抗菌薬を選択する，というのが基本的な感受性結果の解釈である．

患者の状態によっては腎排泄型，あるいは肝排泄型かを考慮して薬剤を選択したり，経口薬のなかで有用性の高いものはどれか，という視点で選択したりする場合もありうるが，(S)と判定された薬剤同士は一様に有効であると判断し，薬剤同士の最小発育阻止濃度(MIC)の比較などは行わないのが原則である．

抗菌薬感受性はどのようにして決められているのか？

1 微量液体希釈法

液体培地に抗菌薬の希釈系列をつくり混入した後，培地に菌を接種する．菌の発

育が抑制された最も薄い濃度を MIC という．MIC の数値がいくつであれば(S)，いくつであれば(I)，いくつであれば(R)という基準(ブレイクポイント)に従って判定を行う．ブレイクポイントは抗菌薬の血中濃度を基準に有効と考えられる濃度を(S)に，無効と考えられる濃度を(R)に，その中間を(I)に設定している．

2 ディスク法(K-B 法)

寒天培地に菌液を接種し，その上に抗菌薬をしみ込ませた小円形のろ紙を置き培養する．ろ紙から周囲の寒天にしみ出した抗菌薬によりある一定の範囲に菌が発育しない阻止円ができる．この阻止円の直径を測定し規定されたサイズ以上の阻止円ができていれば(S)，規定のサイズ以下なら(R)と判定する．

感受性結果解釈のピットフォール

実は日本のほとんどの施設は米国の CLSI(Clinical and Laboratory Standards Institute；臨床検査標準化委員会)が設定した基準を用いている．欧州では EUCAST(European Committee on Antimicrobial Susceptibility Testing)という組織が，同様に国際的に使用されている投与量を基にしたブレイクポイントを設定している[1]．

1 感受性結果と保険適用量の違い

薬剤感受性は米国での投与量により得られる血中濃度を基準として有効かどうかの判断がされているため，薬剤によっては日本の保険適用量では少なすぎ，(S)と判定されていても臨床的に効かないという事態が起こりうる．したがって，有効性を確保するためには国際的な投与量を用いる必要がある．保険適用の範囲で使用する場合は工夫が必要となる．

例えば，多くのセフェム系抗菌薬の保険適用量は 4 g/日までであるが，PK/PD(pharmacokinetics/pharmacodynamics)理論に基づき 1 g×6 時間ごと，1 日 4 回投与にすることで，海外の標準使用量である 2 g×8 時間ごととほぼ同等の TAM(time above MIC：T>MIC)が得られ(筆者らのシミュレーションによる)，2 g×12 時間ごとよりも有効性が確保できると考えられる．

2 感受性結果が"嘘をつく"菌

　感受性検査で(S)と判定されても，実は耐性をもつ場合がある．ESBLsと呼ばれる特殊なβラクタマーゼを産生する腸内細菌科の菌は，カルバペネム以外のβラクタム系薬にはすべて耐性をもつ．AmpC過剰産生と呼ばれるセファロスポリナーゼを超大量に産生する腸内細菌科の菌(*Enterobacter, Serratia, Citrobacter*など)は第3世代セフェムを含むセフェム系の薬剤に耐性をもつ．しかし，これらはしばしばセフェム系に感受性があると判定されてしまう．米国ではこれを防ぐためにCLSIの基準が毎年のように改定されているが[2]，日本では古い基準(M100-S17～19)[3]をそのまま使用している施設が多い．自施設の検査室がこれらをどう報告しているか知っておく必要がある．旧基準の場合，これらの特殊な耐性菌を疑うポイントは，第3世代セフェムのどれかが(R)と判定された際はセフメタゾールとセフェピムの感受性を確認し，セフメタゾールが感受性の場合はESBLsを疑い，セフメタゾールが耐性でセフェピムが感受性の場合はAmpC過剰産生菌を疑うことである．

3 MICは本当のMICではない？

　多くの検査室で使用されいている自動機器による感受性判定では，多数の薬剤の感受性をはかるため，一薬剤当たりの濃度はブレイクポイント付近の3～4濃度のみしか検討していないものが多く，実際の"最小発育阻止濃度"まできちんと測っていないことが多い[1]．したがって，MICとして表示されている数値自体が≦8などとなっていても本当のMICは8ではなく，4，あるいは1 μg/mLなどである場合があり，本来のMICを表示していないことが多い．当然これらの数値を比較しても臨床的な意味はない．

4 MICを比較しない

　MICは微生物学的な指標であり，同じ菌の菌株同士を比較するために使用するものである．しかし，これを同じ菌株に対する薬剤の有効性の指標になると誤解されている場合がある．1回投与量や投与間隔，得られる血中濃度が異なり，ブレイクポイントも違う薬剤同士のMICを比較しても意味がない．MICを比較することはディスク法で異なる基準をもつ阻止円の大きさを比べて単純に大きいほうがよく

効くと解釈することと同じである．薬剤同士の MIC を比較して薬剤を選択することはない．

　MIC が臨床的に意味をもつ例外がある．心内膜炎の際に Viridans group の *Streptococcus* が起因菌である場合，ペニシリン G の MIC によって，ゲンタマイシンを併用するかどうかを決める．この場合も抗菌薬同士の MIC を比較するのではなく，菌株を比較し MIC の高い菌株に対して，治療方針を変えるために利用するのであり抗菌薬を比較するために使用してはいない．したがって，原則的に感受性検査の報告に各薬剤の MIC は不要であり，心内膜炎のときなどの菌株の評価をするときにのみ参照すればよいと考えられる．

● 文献

1) 石井良和：薬剤感受性試験とブレイクポイント，その問題点と今後の展望．日本化学療法学会雑誌 **59**：454-459，2011
2) Clinical and Laboratory Standards Institute：M100-S24—Performance Standards for Antimicrobial Susceptibility Testing；Twenty-Third Informational Supplement. Clinical and Laboratory Standards Institute, 2014
3) Clinical and Laboratory Standards Institute：M100-S17—Performance Standards for Antimicrobial Susceptibility Testing；Seventeenth Informational Supplement. Clinical and Laboratory Standards Institute, 2007

〈細川直登〉

⑤ 抗菌薬の適正使用

> **ポイント**
> ◎抗菌薬適正使用の目的は抗菌薬無効の耐性菌を増やさないことが目的である．
> ◎歴史上，抗菌薬濫用は耐性菌増加と直結してきた．
> ◎病院の耐性菌対策を行うことは，個々の患者アウトカム向上に直結する．

なぜ今，抗菌薬適正使用が必要なのか

「抗菌薬の適正使用」という言葉はさまざまな場所で耳にするが，その目的とメリットは何かと聞かれて説明できない感染管理担当者も少なくないだろう．抗菌薬適正使用の目的には大きく3つある．

1) 耐性菌を増やさない
2) 医療費抑制：不要な抗菌薬投与のコストを削減する
3) 患者アウトカムの向上

以下に個々に述べていく．

1 耐性菌増加の抑制または減少

病院内だけでなく，社会全体においても耐性菌を増やさないことは重要である．1940年代に登場したペニシリンGは濫用によりあっという間にほとんどの黄色ブドウ球菌に対して効果がなくなってしまった．抗菌薬は使用すればするほどその価値が下がるという点では他の薬剤と一線を画している．1人の患者に対する濫用は目立たないかもしれないが，社会全体における抗菌薬濫用の影響は大きい．2011年，World Health Organization (WHO) も耐性菌問題の重要性について改めて警告を発している[1]．なお，WHOは病院内感染症として問題となる通常の細菌感染症だけでなく，特に多剤耐性結核も重要な耐性菌として述べている．

感染症診療においてどの臓器にどのような微生物が感染しているかを同定することは重要であるが，感染臓器をある程度問わず，治療に最もよく用いられる抗菌薬はβラクタム系薬である．したがって，第3世代以降のセフェム系やピペラシリン・タゾバクタムなどの広域ペニシリン，カルバペネム系薬に対する耐性グラム陰性桿菌の増加は医療関連感染症治療において大きな問題となる．また，バンコマイシン耐性腸球菌に代表されるグリコペプチド耐性グラム陽性球菌も同様に大きな問題となっているが，抗菌薬適正使用によってこれらの耐性菌を減少させることがある程度証明されてきている[2]．同時に抗菌薬濫用が誘因となる *Clostridium difficile* infection（CDI）を減少させることなども示されている[3]．

2 医療費の抑制

米国では医療費抑制を目的とした研究が多い．日本では多くの急性期病院が診断群分類包括評価（DPC）を用いた入院医療費の定額支払い制度を導入している．この制度下では高額な抗菌薬を無意味に長期間投与することはデメリットが大きい．日本では抗菌薬を処方する医師がその値段を知らないことが多く，介入を行う際に薬価を伝えるのが効果的かもしれない．

3 患者アウトカムの向上

投与量および投与期間を適正化することにより疾患を確実に治療し，再発させないようにする．最も重要な目的であるが，抗菌薬の適正使用の介入時に主治医との交渉で最も問題となる点でもある．主治医は「病院全体の耐性菌のこともわかるが，患者を救うためには広域抗菌薬を続けたい」と思うだろう．しかし，より積極的な介入によって患者アウトカムの向上（治療失敗率の低下，治療成功率の上昇など）が認められており[4]，事前届け出制（後述）といった対応のみではアウトカム向上は望みにくい．

抗菌薬の使用制限の方法

抗菌薬の使用制限の方法は，大きく分けて以下の2通りがある．

1）事前の届け出制
2）前向きに監視して事後にフィードバックする

これら以外にも同等の効果がある抗菌薬であれば，より薬価の高い新薬を選択させないといった方法もある．主に医療費抑制を目的としているが，本来は新薬採用や既存抗菌薬見直しの際に考えなければいけないことである．

1　事前の届け出制

　日本で最も一般的な抗菌薬使用制限の方法である．2012年の診療報酬改定では感染防止対策加算が追加され，主な施設基準として「抗菌薬の適正使用の監視体制を有する．特に，特定抗菌薬（広域スペクトラムを有する抗菌薬，抗MRSA薬等）については，届出制又は許可制をとる」とされている．

　日本では届出用紙による申請やコンピュータベースの入力が行われている施設が多いが，北米では感染症科医に電話で症例を説明し，使用許可を得る方法が最初に行われていた[5]．これにより特定の抗菌薬の使用量が変化するだけでなく，患者アウトカムの改善がみられた[6]．しかし，北米では教育病院以外の感染症医は使用制限に対してあまり熱心ではなかったことも報告されている[7]．

2　前向きに監視して事後にフィードバックする方法

　対象抗菌薬の使用を監視し，不適切な症例に対して介入するものである．監視と介入の手間がかかるが，処方する側は事前届け出制に比べると手間が省ける．介入は教育的かつevidence-basedであるべきである．

　具体的な介入としては，広域抗菌薬のde-escalationと経口抗菌薬へのスイッチが中心となる．経口抗菌薬へのスイッチにはカテーテル関連血流感染（CRBSI）を減らす，入院期間を短縮できるといった効果がある[8]．フィードバックの教育効果ももちろん無視できない．筆者が所属する神戸大学医学部附属病院は事前届け出制以外にもこの方式をとっており"Big gun project"と名付けている[9]．抗菌薬の処方履歴を通じて薬剤部が中心となって監視体制をとり，毎週，投与の妥当性に疑問をもつ処方をピックアップし，薬剤部，感染症内科，感染制御部のメンバーでその妥当性を検討する．その後，感染症管理を行うinfection control doctor（ICD），感染症内科医または病棟薬剤師から主治医にフィードバックを行うようにしている．

病院の耐性菌対策と患者アウトカム向上の両立―今後の日本の抗菌薬適正使用の進む道

　抗菌薬適正使用においては，耐性菌増加の抑制と患者アウトカムの向上を両立させることが望ましい．抗菌薬の使用制限においては各医療機関の資源，予算に合わせて方法を選ぶことになるが，患者アウトカムを向上させるためには，きちんとした感染症診断と治療薬の選択が最も重要であることはどの医療機関でも変わらない．

　通常の細菌感染症の診断治療において臨床感染症専門医が一般内科医に比較して専門性を発揮すべき点としては，検査と臨床の橋渡し"感受性検査の読み方"や基礎医学の理解が必要な細菌同定の原理の理解（16SrRNAのPCRからの細菌同定や質量分析を利用した病原微生物の同定）においてであろう．また臓器を横断し，疾患を起こす原因から診断する診療科という意味ではリウマチ膠原病科，放射線診断科などと同様の専門性を有する．太平洋戦争までの日本の病院船においては内科，外科，伝染病科と分けられていた．最も古い診療科でもあり，新しい診療科でもある感染症科を再び根付かせることは，感染症診療において今こそ求められているのではないだろうか．

　また，感染症診療においては感染症科医と感染症治療を専門とする薬剤師との協力も望ましい．感染症後期研修医単独のコンサルテーションより臨床薬剤師を加えたチームのほうが患者アウトカムはよかったという報告もある[10]．今後，PK/PD（pharmacokinetics/pharmacodynamics）理論の限界をも理解したうえで診療にコミットできる臨床薬剤師の活躍がなおいっそう期待される．

●文献

1) World Health Organization：Antimicrobial resistance：no action today, no cure tomorrow. World Health Organization, 2011
http://www.who.int/world-health-day/2011/en/index.html
2) Rahal JJ, et al：Class restriction of cephalosporin use to control total cephalosporin resistance in nosocomial *Klebsiella*. JAMA **280**：1233-1237, 1998
3) Davey P, et al：Systematic review of antimicrobial drug prescribing in hospitals. Emerg Infect Dis **12**：211-216, 2006
4) Evans RS, et al：A computer-assisted management program for antibiotics and other antiinfective agents. N Engl J Med **338**：232-238, 1998

5) Patel SJ, et al：A review of antimicrobial control strategies in hospitalized and ambulatory pediatric populations. Pediatr Infect Dis J **26**：531-537, 2007
6) Dellit TH, et al：Infectious Diseases Society of America and the Society for Healthcare Epidemiology of America guidelines for developing an institutional program to enhance antimicrobial stewardship. Clin Infect Dis **44**：159-177, 2007
7) Sunenshine RH, et al：Role of infectious diseases consultants in management of antimicrobial use in hospitals. Clin Infect Dis **38**：934-938, 2004
8) Ramirez JA：Switch therapy in community-acquired pneumonia. Diagn Microbiol Infect Dis **22**：219-223, 1995
9) 荒川創一：抗菌薬適正使用を推進する Big gun project（週刊医学界新聞第 2980 号）．医学書院，2012
10) Gross R, et al：Impact of a hospital-based antimicrobial management program on clinical and economic outcomes. Clin Infect Dis **33**：289-295, 2001

〔大路　剛〕

II

薬剤同士の"同じ部分＝類似性"をまとめてその特徴を理解する

対象微生物でまとめる
1 グラム陽性菌用の薬剤

ポイント

- グラム陽性球菌が原因微生物として考えられる場合は，①黄色ブドウ球菌をカバーすべきか否か，②その患者背景から MRSA を考慮すべきか否か，を意識する．
- グラム陽性桿菌で特に意識すべきものは，*Listeria monocytogenes* と *Bacillus cereus* である．
- 黄色ブドウ球菌をカバーする必要がなければ，βラクタマーゼ阻害薬非配合のペニシリン系で十分である．
- 日本では，グラム陽性球菌，特に黄色ブドウ球菌に対してマクロライド系やクリンダマイシンは使用できないと考えたほうがよい（条件付きでは使用可能）．

グラム陽性菌はグラム陽性球菌（gram positive coccus：GPC）とグラム陽性桿菌（gram positive rod：GPR）に大別される．本項では，それぞれ代表的な菌種に用いられる抗菌薬（表Ⅱ-1）について述べる．なお，GPC，GPR とも偏性嫌気性菌については「抗嫌気性菌薬」の項（p 47）に譲る．

グラム陽性菌用抗菌薬を考えるにあたって

以下にグラム陽性菌に対して用いられる薬剤の概要を示す．
βラクタム系薬
グラム陽性菌のなかでも GPC はさまざまな臓器の感染症において原因菌となる．GPC では感受性があれば，ペニシリン G，アンピシリン，および第 1 世代セフェム系であるセファゾリンが治療薬の第一選択である．例えば，皮膚軟部組織感染症では黄色ブドウ球菌を含む GPC をカバーすべきであり，医療行為関連感染であればメチシリン耐性黄色ブドウ球菌（MRSA）をカバーする必要があるが，市中感染であれば，セファゾリンが第一選択となる．また，βラクタマーゼ阻害薬配合ペニ

表Ⅱ-1 グラム陽性球菌(GPC)とグラム陽性桿菌(GPR)に対する治療

	代表的な菌種	通常使用する治療薬	コメント
グラム陽性球菌(GPC)	連鎖球菌	ペニシリン系薬全般	βラクタマーゼ阻害薬配合剤,非配合剤いずれも変わらない
	肺炎球菌	ペニシリン系薬または髄膜炎でペニシリン耐性肺炎球菌ならバンコマイシン,セフトリアキソン	メロペネムなどは in vitro で耐性株もある.肺炎球菌性髄膜炎ではカルバペネム単剤は危険
	黄色ブドウ球菌	セファゾリン MRSAならグリコペプチド系,リネゾリドまたはダプトマイシンなど	髄膜炎ではセファゾリンは使用できない.黄色ブドウ球菌用ペニシリンがベスト.臓器別でのMRSA薬の使い分けは「抗MRSA薬」の項を参照
グラム陽性桿菌(GPR)	*Listeria monocytogenes*	アンピシリン	ときに生チーズなどの摂取歴がなくても菌血症を起こす
	Bacillus cereus	バンコマイシン	ライン感染の原因菌
	Propionibacteria, Lactobacilli	感受性検査に依存するがペニシリン系	感染症を起こすことは稀
	Clostridium spp.	ペニシリン	臨床的には横隔膜より下の嫌気性菌として *Bacteroides* spp. とともに分類されることが多い

シリンはβラクタマーゼ産生性のメチシリン感受性黄色ブドウ球菌(MSSA)に有効であるが,通常の連鎖球菌(肺炎球菌やA群溶血性連鎖球菌など)では,アンピシリンも有効である.また,緑膿菌をカバーするピペラシリンは不要である.3世代以上のセフェム系〔セフトリアキソン,セフォタキシム,セフタジジム(緑膿菌用)〕は元来,GNRを対象とした薬剤であり,肺炎球菌性髄膜炎などの治療以外では連鎖球菌,黄色ブドウ球菌の治療薬としてあえて使用することはない.

マクロライド系薬

本来GPC用の薬剤ではあるが,日本など東アジアでは外来での抗菌薬濫用により連鎖球菌属のマクロライド耐性率は高く,empiric therapy としては使用しにくい[1,2].感受性検査なしには使えず,外来では使用できない.

クリンダマイシン

黄色ブドウ球菌に感受性があれば,使用可能である.しかし,クリンダマイシンは構造上マクロライド系に近い抗菌薬でありマクロライド系と誘導耐性を有することがある.クリンダマイシンが黄色ブドウ球菌,連鎖球菌属に使用可能か否かは培

地上においてクリンダマイシンへの誘導耐性をみる D-test〔「クリンダマイシン」の項(p192)を参照〕を施行するか，M100-S18 以降に Clinical and Laboratory Standards Institute(CLSI)が提唱している微量液体希釈法による方法のいずれかで確認する．自分の提出した検査室が誘導耐性を確認しているか，日常から知っておくべきだろう．

β ラクタム系に耐性の場合に用いる薬剤

GPC，GPR いずれもペニシリン系，セフェム系などの β ラクタム系に耐性の場合は通常バンコマイシンで治療する．同様にグリコペプチド系薬のテイコプラニン，リネゾリドやダプトマイシンでも感染臓器によっては治療可能である．

アミノグリコシド系

基本的にグラム陽性菌には使用しない．腸球菌の感染性心内膜炎では相乗効果(synergy)目的で使用するが，通常，単剤で使用することはない．

その他の薬剤

ニューキノロン系，ST 合剤は通常，連鎖球菌や黄色ブドウ球菌など GPC の感染症には，アレルギーや長期抑制療法の目的など以外では使用しないが，ノカルジア，リステリアなど GPR の感染症では使用することもある．

グラム陽性球菌

1 A 群溶血性連鎖球菌(A 群溶連菌)

連鎖球菌属の分類はやや煩雑であり，本項では大きく4つのグループに分ける(表Ⅱ-2)．

A 群溶連菌(Group A streptococci：GAS，*Streptococcus pyogenes*)は咽頭炎や軟部組織感染症(ときに壊死性筋膜炎)の原因微生物として重要である．

■ 咽頭炎の治療

A 群溶連菌による咽頭炎の治療の目標は，①急性細菌性咽頭炎の症状の軽快と治癒期間の短縮，②咽頭からの除菌によってリウマチ熱の合併を減らすこと，である．A 群溶連菌関連の糸球体腎炎を防ぐことはできない．

ペニシリン系が第一選択薬となるが，第1世代セフェム系(セファレキシン)の使用も治療期間の短縮などの点から考慮してもいいかもしれない．β ラクタム系薬へのアレルギーがある場合，マクロライド系の使用を検討するが，積極的に第一選択

表Ⅱ-2 肺炎球菌以外の連鎖球菌属の分類（溶血のタイプなどによっておおまかに分類）

	菌種	第一選択	第二選択	コメント
1. β溶血するもの	Group A, B, C, E, F, G	ペニシリン系	第1世代セフェム系	マクロライドは耐性化が進んでおり使用しにくい
2. Viridansグループ（α溶血するもの）		ペニシリン系	バンコマイシン（血液内科患者でペニシリン耐性の場合など）	
3. Lactococci		人に病原性ほとんどなし		
4. 腸球菌	Enterococcus faecalis, E. faecium など	ペニシリン系（黄色ブドウ球菌用ペニシリンは×）	バンコマイシン（ペニシリン耐性であれば），リネゾリド，ダプトマイシン	アンピシリンの感受性があれば最も好まれる

薬として使用することはない．また，基本的にβラクタマーゼを産生することはないのでβラクタマーゼ阻害薬は不要である（アンピシリン・スルバクタムは不要で，アンピシリンで十分）．

■ 軟部組織感染症の治療

皮膚の広範な軟部組織感染症では，静脈注射で十分量のペニシリン系薬を使用する．しかし，軟部組織感染症では多くの場合，ペニシリン系耐性である黄色ブドウ球菌も原因となるため，アンピシリン・スルバクタムやセファゾリンで治療することが多い．重篤な壊死性筋膜炎ではしっかりとした外科的デブリドメントを行うことが必須である．

2 A群溶連菌以外の連鎖球菌属

B群溶連菌（Group B streptococci：GBS, *Streptococcus agalactiae*）は新生児の敗血症，成人の軟部組織感染症や化膿性関節炎，尿路感染の原因となる．一方，C群，F群，G群溶連菌は菌血症をきたし，感染性心内膜炎や骨軟部組織感染症の原因となる．また，A群溶連菌と同様，咽頭炎の原因にもなる．Viridansグループ，*Streptococcus anginosus* group も感染性心内膜炎の原因となる．後者は腹腔内感染症の原因菌となることもある．

A群溶連菌以外の連鎖球菌属に対しても，基本的にペニシリン系が第一選択となる．A群溶連菌と同様，βラクタマーゼを産生することはないのでβラクタマー

表Ⅱ-3　肺炎と髄膜炎における肺炎球菌の感受性判定の違い(文献3より引用，改変)

	S：感受性	I：中間	R：耐性
肺炎			
ペニシリンG	≦2 µg/mL	4 µg/mL	≧8 µg/mL
セフトリアキソン	≦1 µg/mL	2 µg/mL	≧4 µg/mL
髄膜炎			
ペニシリンG	≦0.06 µg/mL	—	≧0.12 µg/mL
セフトリアキソン	≦0.5 µg/mL	1 µg/mL	≧2 µg/mL

ゼ阻害薬配合剤である必要性はない．また，血液腫瘍や固形癌の治療を行っている症例ではペニシリン耐性のViridansグループがあり，これらにはグリコペプチド系を使用する．

3 肺炎球菌(*Streptococcus pneumoniae*)

　肺炎，特に市中肺炎の代表的な原因菌であり，細菌性髄膜炎の原因菌としても重要である．また，腹水を伴う肝硬変患者の特発性細菌性腹膜炎のグラム陰性桿菌以外の原因菌としても挙げられる．

　ほかのGPCと同様，第一選択薬はペニシリン系である．耐性機構はペニシリン結合蛋白の変異であるため，アンピシリンとアンピシリン・スルバクタムの微生物学的効果は同じである．日本における肺炎球菌肺炎は基本的には適正用量のペニシリンGやアンピシリンの投与で治療可能である．ただし，肺炎球菌性髄膜炎では，ペニシリン系もセフトリアキソンもMICが厳しめに設定されている(表Ⅱ-3)[3]．感受性検査が判明するまではバンコマイシンとセフトリアキソンの併用投与が望ましい．カルバペネム系は*in vitro*で耐性と判定される株(セフトリアキソン感受性であるにもかかわらず)も少なくなく，市中髄膜炎には使用しないほうがよいと考える．

4 腸球菌(*Enterococcus* spp.)

　臨床上，問題となる腸球菌としては*Enterococcus faecalis*と*Enterococcus faecium*が挙げられる．感染性心内膜炎が最も重要であるが，腹腔内感染症(腸管穿孔や胆管炎など)，尿路感染症の原因菌としても重要である．

　感受性があればアンピシリンが第一選択になる．アンピシリン耐性の場合はバンコマイシンなどのグリコペプチド系やリネゾリドが選択肢となる．特に感染性心内膜炎の治療ではアミノグリコシド系(ゲンタマイシンなど)との併用を行う．使用す

る際には高濃度での感受性検査を行う必要がある．ダプトマイシンは軟部組織感染症では選択肢に挙がりうるが，使用を考慮する状況は多くはないだろう．

5 黄色ブドウ球菌(*Staphylococcus aureus*)

　GPCのなかで最も病原性が強いであろう細菌である．軟部組織感染症や感染性心内膜炎などの代表的な原因菌であり，成人の鼻腔内に保菌されていることが多い．臨床症状としては，毒素による下痢症，黄色ブドウ球菌性毒素性ショック症候群からインフルエンザ後の黄色ブドウ球菌性肺炎，軟部組織感染症からカテーテル関連血流感染(CRBSI)までさまざまである．特に重要なのは菌血症をきたした症例である．菌血症が持続すると，感染性心内膜炎を引き起こすことがある．したがって，黄色ブドウ球菌の菌血症症例では必ず血液培養の陰性化を確認する必要がある．

メチシリン感受性黄色ブドウ球菌(MSSA)

　日本ではセファゾリンが第一選択となる．また，*Bacteroides* spp.などをカバーする際はアンピシリン・スルバクタムが使用されることもある．これらの薬剤にアレルギーを有する場合はバンコマイシン，リネゾリド，ダプトマイシンなどがやむなく使用されることもある．

メチシリン耐性黄色ブドウ球菌(MRSA)

　バンコマイシン，リネゾリド，ダプトマイシンを使用する．また，リネゾリド，ダプトマイシンは黄色ブドウ球菌性髄膜炎では髄液移行が十分でなく，使用しにくい．髄液移行が良好な黄色ブドウ球菌用ペニシリンであるnafcillin，cloxacillinが，日本では使用できない．

　また，軟部組織感染症では感受性があれば，クリンダマイシンが使用可能である．前述のようにマクロライド耐性，クリンダマイシン感受性の株についてはD-testか2剤混和による微量液体希釈法でクリンダマイシンの誘導耐性がないか確認が必要である．

6 コアグラーゼ陰性ブドウ球菌(coagulase negative Staphylococci)

　市中感染症の原因菌となることは稀で，主に院内におけるCRBSIの原因菌である．診断には血液培養が必須であり，発熱時，血圧低下や酸素化低下時に血液培養を採取しなければ見逃されてしまう．

治療薬はバンコマイシンなどグリコペプチド系が基本であるが，CRBSIの原因菌である *Staphylococcus lugdunensis* は黄色ブドウ球菌と同様の病原性を有しており，感染性心内膜炎の原因菌ともなるため注意が必要である．*Staphylococcus saprophyticus* は尿路感染症の原因菌となりうる．

グラム陽性桿菌

Clostridium spp. や *Peptostreptococcus* spp. は（偏性）嫌気性菌であるが，ペニシリン系で治療できることが多い点で *Bacteroides* spp. などほかの代表的な（偏性）嫌気性菌と異なる．

1 リステリア（*Listeria monocytogenes* など）

リステリアは土壌中などに存在するGPRである．哺乳類の腸管内細菌叢の一部になるため，さまざまな食物を通じて人間に感染する．アウトブレイクの原因として有名な生チーズ以外にも冷凍鶏肉，冷凍牛肉，生野菜，生牛乳などさまざまな食品から分離されうる．日本国内でアウトブレイクとして確認されたのは生チーズ由来のもののみである[4]．細胞性免疫不全患者において播種性感染症，特に髄膜炎を起こすことが有名である．したがって，妊婦やHIV患者ではこれらの摂食に注意が必要であり，また細菌性髄膜炎を疑った場合はリステリアのカバーが必要である．

アンピシリンが第一選択薬となる．ペニシリンアレルギーなどではST合剤を使用する．Infectious Diseases Society of America（IDSA）の「細菌性髄膜炎のガイドライン」（2014年現在）ではメロペネムが第二選択となっている．市中髄膜炎でempiric therapyとして使用されるセフトリアキソンはカバーせず，バンコマイシンも信頼できないことに注意する．

2 Bacillus cereus

以前は血液培養から検出されてもコンタミネーションとして扱われることが多かった．しかし，造血幹細胞移植患者において重篤な敗血症を引き起こす例や院内においてリユースタオルによるアウトブレイクなどが報告されており[5]，少なくとも単なるコンタミネーションのみではないと考えられている．

治療薬としてはバンコマイシンなどグリコペプチド系を使用する．バンコマイシンが使用できず，感受性がある場合はクリンダマイシンを使用する．

3 *Corynebacterium* spp.

Corynebacterium spp. のなかでは *Corynebacterium diphtheriae* が，重篤な感染症を引き起こすことから重要である．しかし，予防接種が行われている先進国では小児よりは，免疫の低下した成人の流行地への渡航や臨床検査の現場での曝露が感染の原因となる．*C. diphtheriae* 以外のコリネバクテリウムは日常臨床では主にCRBSI の原因菌となる．採取時にコンタミネーションしやすいので，2 セットの血液培養採取で両方とも陽性になることで診断されることが多い．なかでも特に *Corynebacterium jeikeium* は病原性が強いとされる．

治療薬としては，*C. diphtheriae* 以外のコリネバクテリウムの全身感染症ではバンコマイシンなどグリコペプチド系を使用する．

理解を深めるための問題 (解答 p 209)

問題 1 カテーテル関連血流感染症（CRBSI）を疑う状況でライン挿入部から多量の膿が出てきており，グラム染色でグラム陽性球菌を認めた．MRSA のライン感染を疑い，バンコマイシンを開始した．翌日，黄色ブドウ球菌が血液培養から陽性になった．次にすべきことは以下のいずれか．1 つ選べ．

A CRP が 10 を超えていないかチェックする
B エンドトキシンの測定
C 持続菌血症の有無の確認のため，再度血液培養を採取する
D 白血球が 10,000/μL を超えていないか確認する
E セファゾリンに de-escalation する

問題 2 生チーズとデリカテッセンでのサンドイッチを多量に摂食する妊婦が頭痛と発熱で来院し，髄液穿刺でグラム陽性桿菌が多数認められた．治療薬を 2 つ選べ．

A バンコマイシン
B セフトリアキソン
C アンピシリン

D メロペネム

E レボフロキサシン

●文献

1) Felmingham D, et al：Increasing prevalence of antimicrobial resistance among isolates of Streptococcus pneumoniae from the PROTEKT surveillance study, and compatative *in vitro* activity of the ketolide, telithromycin. J Antimicrob Chemother **50** Suppl S1：25-37, 2002
2) Harbarth S, et al：Outpatient antibiotic use and prevalence of antibiotic-resistant pneumococci in France and Germany：a sociocultural perspective. Emerg Infect Dis **8**：1460-1467, 2002
3) CLSI, Institute CaLS：Performance Standards for Antimicrobial Susceptibility Testing；Nineteenth Informational Supplement. CLSI document M100-S19. PA2009
4) 五十君靜信，岡田由美子：IASR 食品を介したリステリア症に関する現状と考察．国立感染症研究所，2008
 http://idsc.nih.go.jp/iasr/29/342/dj3425.html
5) Sasahara T, et al：Bacillus cereus bacteremia outbreak due to contaminated hospital linens. Eur J Clin Microbiol Infect Dis **30**：219-226, 2011

〔大路　剛〕

対象微生物でまとめる
2 グラム陰性菌用の薬剤

ポイント

- GNRへのスペクトラムを整理する際には，緑膿菌をカバーするかどうかに注目する．
- ペニシリン系，セファロスポリン系では，新しい薬剤ほどグラム陰性菌に対する活性が強くなっていく傾向にある．
- 「活性を有する」ことと「治療に用いるべき」ということは同義ではない．それぞれの抗菌薬に与えられた役割を理解しておく．

　本項では，グラム陰性菌のなかで臨床的に遭遇する頻度が高いグラム陰性桿菌（gram negative rod：GNR）について述べる．GNRへのスペクトラムを整理するには，「緑膿菌をカバーするかどうか」に注目するとよい（表Ⅱ-4）．

βラクタム系

　一般にβラクタム系薬の副作用は少なく最も使いやすい．複数のクラスの薬剤が選択できる場合はβラクタム系薬を用いる．

1 ペニシリン系

　ペニシリン系薬剤は表Ⅱ-5のように分類される．このうち，天然ペニシリンとペニシリナーゼ耐性ペニシリンについては，GNRに対する臨床的な活性はないと考えてよい．

■アミノペニシリン（アンピシリン，アモキシシリン），ウレイドペニシリン（ピペラシリン）

　アンピシリンなどのアミノペニシリンが「広域」ペニシリンと呼ばれるのは今日では違和感があるかもしれないが，GNRに活性のなかったペニシリンが大腸菌など一部のGNRに活性をもつようになったという意味で「広域」ペニシリンと呼ばれ

表Ⅱ-4 緑膿菌をカバーできる抗菌薬

βラクタム系薬
 ペニシリン系
  ・ピペラシリン
 セファロスポリン系
  ・セフタジジム
  ・セフェピム，セフピロム，セフォゾプラン
 モノバクタム系
  ・アズトレオナム
 カルバペネム系
  ・メロペネム
  ・イミペネム
ニューキノロン
 ・シプロフロキサシン
 ・レボフロキサシン
 ・(モキシフロキサシン)
アミノグリコシド
 ・ゲンタマイシン
 ・アミカシン
 ・トブラマイシン

表Ⅱ-5 主なペニシリン系薬剤

天然ペニシリン
 ペニシリンG
ペニシリナーゼ耐性ペニシリン
 オキサシリン*，ナフシリン*，クロキサシリンなど
広域ペニシリン
 アミノペニシリン：アンピシリン，アモキシシリン
 ウレイドペニシリン：ピペラシリン
ペニシリン＋βラクタマーゼ阻害薬配合剤
 アンピシリン/スルバクタム，アモキシシリン/クラブラン酸，ピペラシリン/タゾバクタム

*国内未承認．

る．しかし，大腸菌も耐性化が進んでおり，京都市立病院（筆者の前任）のアンチバイオグラムでは約40％の大腸菌がアンピシリンに対して耐性であった（2012年）．このため，初期治療としてGNRに対してアミノペニシリンを使うことはないが，感受性検査判明後に感受性があれば臨床的にも使用可能である．

 感受性検査の結果を解釈するうえで大切なのは，内因性耐性（intrinsic resistance）である．これは先天的な（獲得されたものではない）抗菌薬耐性であり，感受性検査を行うまでもなく，耐性である．本来は内因性耐性であるはずの薬剤に対して検査結果が「感受性」と出た場合は，ラボエラーと考えて治療には用いるべきではない．例えば，*Klebsiella* spp.や*Citrobacter* spp.，*Enterobacter* spp.はアンピシリンに内因性耐性である（表Ⅱ-6）．

 アミノペニシリン以外の広域ペニシリンであるウレイドペニシリンのうち，国内で使用できるのはピペラシリンのみである．このクラスは緑膿菌にまで抗菌活性が広がっているのが最大の特徴である．ピペラシリンは緑膿菌用のペニシリンととらえておく．

■ βラクタマーゼ阻害薬の配合剤

 βラクタマーゼ産生により耐性を獲得した細菌に対して抗菌活性を有する．*Bac-*

表Ⅱ-6　腸内細菌科の内因性耐性（文献1より作成）

	アンピシリン	アモキシシリン/クラブラン酸	アンピシリン/スルバクタム	ピペラシリン	第1世代セファロスポリン(セファゾリン)	セファマイシン(セフメタゾール)	第2世代セファロスポリン
Citrobacter freundii	R	R	R		R	R	R
Citrobacter koseri	R	R	R	R			
Enterobacter aerogenes	R	R	R		R	R	R
Enterobacter cloacae	R	R	R		R	R	R
Escherichia coli	βラクタム系薬に対する内因性耐性は認められない						
Klebsiella pneumoniae	R						
Morganella morganii	R	R	R		R		
Proteus mirabilis	βラクタム系薬に対する内因性耐性は認められない						
Proteus vulgaris					R		R
Serratia marcescens	R	R	R		R	R	R

R＝内因性耐性あり．第3世代セファロスポリン，セフェピム，アズトレオナム，ピペラシリン/タゾバクタム，カルバペネムは腸内細菌科では内因性耐性なし．

teroides spp. など，横隔膜下の嫌気性菌による感染症で効果を発揮する（p 47「抗嫌気性菌薬」の項目を参照）．

2　セフェム系

　セファロスポリン系とセファマイシンを合わせてセフェム系薬と総称される．セファロスポリン系薬は開発された時期によって第1〜4世代に分類される．世代ごとにスペクトラムが異なり，それぞれに独自の役割がある．単純に第3世代のほうが新しいから第1世代よりも優れているわけではない．

　おおまかに言えば，第1世代はグラム陽性菌に対する活性が高く，世代が上がるにつれてグラム陽性菌に対する活性が低くなる代わりに，グラム陰性菌に対する活性が高くなっていく．世代ごとの特徴は**表Ⅱ-7**の通りである．上記の分類は耐性がないことが前提になるが，種々のβラクタマーゼの出現による耐性化により分類通りに感受性を予測できない場合がある．日常臨床で知っておきたいβラクタマーゼは，AmpCと基質特異性拡張型βラクタマーゼ（extended spectrum beta-lactamase：ESBL）である．

表II-7 セフェム系薬の世代ごとの特徴

第1世代（セファゾリン）
Escherichia coli, *Klebsiella* spp., *Proteus mirabilis* に活性あり．国内ではペニシリナーゼ耐性ペニシリンが単独で販売されていないため，GNR に対する薬というよりは黄色ブドウ球菌（メチシリン感受性）に対する第一選択薬である

第2世代（セフォチアム）
上記に加えて *Haemophilus influenzae*, *Moraxella* spp. に活性あり

第3世代（セフトリアキソン，セフォタキシム）
上記に加えて *Enterobacter*, *Serratia*, *Citrobacter* に活性あり

抗緑膿菌用第3世代（セフタジジム）
上記に加えて，緑膿菌まで活性あり．グラム陽性菌に対する活性は弱く，肺炎球菌がターゲットに入るような市中肺炎では基本的に用いるべきではない

第4世代（セフェピム，セフピロム，セフォゾプラン）
E. coli, *Klebsiella* spp., *Proteus mirabilis*, *Haemophilus influenzae*, *Moraxella* spp., *Enterobacter*, *Serratia*, *Citrobacter*, 緑膿菌とグラム陰性菌に対する幅広い活性を有しながら，例外的にグラム陽性菌に良好な活性をもつ

■ AmpC 過剰産生菌

　AmpC は β ラクタム系薬のうちペニシリン系，第1・2世代セファロスポリン，セファマイシン，第3世代セファロスポリン，モノバクタム系を分解する酵素（β ラクタマーゼ）であり，細菌の染色体上に遺伝子がコードされている．*Enterobacter* spp., *Serratia* spp., *Citrobacter* spp. などが AmpC を染色体上に有する．

　β ラクタム系薬のなかでは第4世代セファロスポリン，カルバペネムは AmpC に対して安定であり，治療に用いられる．AmpC 産生菌には抑制機構が存在しており，抗菌薬非存在下では AmpC の産生量は少ないため，感受性検査上は第3世代セファロスポリンにも感受性と出ることがある．しかし，いったん抗菌薬に曝されると抑制機構が解除され，大量の AmpC が産生され，抗菌薬投与中に耐性が誘導される．*Enterobacter* spp., *Serratia* spp., *Citrobacter* spp. が検出された場合には，治療開始3〜4日後に耐性化している場合があるので，治療経過が思わしくなければ感受性試験を再検する必要がある．このため，これらの細菌による重症感染症では初回の感受性試験で第3世代セファロスポリンに感受性を有しても，第3世代を使うべきでないとする専門家もいる．

　以上の議論は主に *in vitro* の試験に基づいているが，臨床で使用した場合にどれくらいの割合で耐性が誘導され治療が失敗するかについてのデータは乏しい．韓国の報告で，*Enterobacter* spp., *Serratia marcescens*, *Citrobacter freundii*, *Morganella morganii* が検出された場合に，治療中に耐性が生じたのは，第 3 世代セファロスポリン 5.0%（11/218 例），セフェピム 0%（0/20 例），広域ペニシリン 2.0%（2/100 例），カルバペネム 0%（0/226 例），ニューキノロン 0%（0/153 例），アミノグリコシド 1.1%（1/89 例）であった[1]．なかでも悪性腫瘍の胆管浸潤に伴う胆道系感染症は，セファロスポリン耐性菌出現に有意に関連していた．一方，結石による胆道系感染症の大部分において抗菌薬の耐性獲得はなく，菌量と重症度が関連すると推測できる．

　筆者は，これらの菌が血液培養から検出された場合でも，血行動態が安定しており，単純性腎盂腎炎や結石による胆道系感染症でドレナージが済んでいるものについては，第 3 世代セファロスポリンに感受性があれば，そのまま継続することが多い．もちろん，この場合には慎重な経過観察が必要である．

■ ESBLs 産生菌

　一般によく用いられる ESBLs の定義は，「βラクタム系薬のうちペニシリン系，第 1・2・3 世代セファロスポリン，モノバクタム系を加水分解し（セファマイシン，カルバペネム系を除く），クラブラン酸で阻害されるβラクタマーゼ」である[2]．臨床では，第 3 世代セファロスポリン，特にセフトリアキソンやセフタジジムに耐性の腸内細菌科をみたら ESBLs 産生菌を疑う．

　治療にはカルバペネム系が第一選択になり，感受性があればニューキノロンやアミノグリコシドも使用可能である．セファマイシンは定義上 ESBLs には分解されないものの，使用中に外膜蛋白変化というβラクタマーゼとは無関係に耐性を獲得した症例が報告されており，第一選択薬とは考えられていない[3]．しかし，小規模の後向き研究ながら，ESBLs 産生菌に対する治療でセフメタゾール（セファマイシン系）を用いてカルバペネム系と治療効果の差がなかったとする報告が国内で散見される[4]．筆者も，重症感染症でなければ ESBLs 産生菌にセフメタゾールを用いることが多い．

3　モノバクタム系

　アズトレオナムが属する．好気性の GNR にのみ活性を有し，嫌気性菌やグラム陽性菌には活性をもたない．第一選択薬になることはないが，ほかのβラクタム系薬と交差アレルギーがない（セフタジジムを除く）ので，βラクタムアレルギーのある患者で GNR に対する治療，特に緑膿菌の治療をしたいときには重宝する．

4　カルバペネム系

　緑膿菌を含む GNR をはじめとして，メチシリン耐性黄色ブドウ球菌（MRSA）と腸球菌を除くグラム陽性菌や嫌気性菌にも幅広い活性を有する．ESBLs 産生菌による重症感染症では第一選択薬になる．大腸菌や *Klebsiella* spp. といった腸内細菌科についてはこれまで耐性菌はほとんど報告されていなかったが，近年ではカルバペネマーゼというカルバペネムも分解できる β ラクタマーゼを産生する細菌が報告されている．国内ではカルバペネマーゼ産生菌の分離の頻度は少ないが，今後，注意する必要がある．

　緑膿菌に対しては使用頻度が上がるとともに耐性菌が増えることが報告されている．カルバペネムの使用は多剤耐性緑膿菌検出の危険因子である[5,6]．「なんとなく不安だから」という理由だけで使用すべきではない．

　感受性率は施設や地域の抗菌薬使用量により大きく影響される．カルバペネムの使用量が多い施設ではピペラシリンやセフェピムのほうが，緑膿菌に対する感受性がカルバペネムよりも良好なことはよく目にする．

アミノグリコシド系

　緑膿菌を含む好気性の GNR に活性を有する．嫌気性菌に対しては活性がない．グラム陽性菌に対して単独で用いられることはほとんどないが，ESBLs 産生菌の分離頻度が高い施設，地域でカルバペネムを温存した場合には，初期治療として黄色ブドウ球菌，腸球菌に対してはシナジーを期待して β ラクタム系薬と併用することがある．

　使用頻度が低いせいか，他剤に耐性でも感受性が残っていることが多い．主な使い分けはⅢ章「ゲンタマイシンとトブラマイシンとアミカシン」の項（p 156）を参照いただきたい．

ニューキノロン系

　緑膿菌を含む好気性 GNR をターゲットにした抗菌薬である．開発年代によってセファロスポリンのように「世代」に分ける場合があるが，セファロスポリンよりも世代の分類が文献や成書によってまちまちである．基本的には世代が新しくなるにつれてグラム陽性菌，嫌気性菌へとスペクトラムが広がっていくが，本来は GNR

を治療対象にする場合に用いる抗菌薬ととらえておくのがよい．*in vitro* では，緑膿菌に対する活性はキノロン系薬のなかでシプロフロキサシンが最も高い．

シプロフロキサシン
腸内細菌科や緑膿菌に活性がある．

レボフロキサシン
シプロフロキサシンのスペクトラムに加えて肺炎球菌などの連鎖球菌にも活性をもつようになり，呼吸器キノロンと呼ばれる．

モキシフロキサシン
レボフロキサシンのスペクトラムに加えて嫌気性菌にも一部活性をもつ．代わりに緑膿菌に対する活性はほかのキノロンよりも劣る．

ST合剤

GNR だけでなく，グラム陽性球菌や原虫，ニューモシスチスに対しても用いられる．緑膿菌や嫌気性菌には活性をもたない．耐性化が進んでいることと副作用の問題でβラクタム系薬を使用できる場面では，βラクタム系薬が優先して使用される．ただし，ESBLs 産生菌にも感受性があれば使用できる．カルバペネムに耐性の *Stenotrophomonas maltophilia* や *Burkholderia cepacia* において第一選択である．

皮疹や血清カリウム値上昇，見かけ上の血清クレアチニン値上昇，骨髄抑制などの副作用があるため，使い慣れた人の指導の下に使うほうがよい．耐性がなければ ESBLs 産生菌や MRSA に活性を有することから，使いこなせるようになると診療の幅が広がる．

理解を深めるための問題（解答 p 209）

問題3 急性骨髄性白血病で化学療法中の 54 歳男性．初回化学療法中に悪寒戦慄があり 39℃の発熱をした．予防的抗菌薬投与はなし．身体所見では特記事項なし．バイタルサインは安定している．
血液検査：WBC 900/μL（好中球 1%），Hb 9.0 g/dL，Plt 2.3 万/μL，AST 45 IU/L，ALT 43 IU/L，BUN 34 mg/dL，Cre 1.1 mg/dL，CRP 2.3 μg/dL．

この病院でのアンチバイオグラムによると緑膿菌に対する感受性割合は以下の通りだった．
ピペラシリン91％，セフタジジム85％，セフェピム92％，メロペネム69％，トブラマイシン93％，シプロフロキサシン72％
血液培養2セット，尿培養採取後の初期治療薬として適切なものはどれか？1つ選べ．

A　セフトリアキソン
B　メロペネム
C　アジスロマイシン
D　セフェピム
E　シプロフロキサシン

文献

1) Choi SH, et al：Emergence of antibiotic resistance during therapy for infections caused by Enterobacteriaceae producing AmpC beta-lactamase；Implications for antibiotic use. Antimicrob Agents Chemother **52**：995-1000, 2008
2) Paterson DL, Bonomo RA：Extended-spectrum beta-lactamases；A clinical update. Clin Microbiol Rev **18**：657-686, 2005
3) Pangon B, et al：*In vivo* selection of a cephamycin-resistant, porin-deficient mutant of *Klebsiella pneumoniae* producing a TEM-3 beta-lactamase. J Infect Dis **159**：1005-1006, 1989
4) Doi A, et al：The efficacy of cefmetazole against pyelonephritis caused by extended-spectrum beta-lactamase-producing Enterobacteriaceae. Int J Infect Dis **17**：e159-163, 2013
5) Ohmagari N, et al：Risk factors for infections with multidrug-resistant *Pseudomonas aeruginosa* in patients with cancer. Cancer **104**：205-212, 2005
6) Nakamura A, et al：Meropenem as predictive risk factor for isolation of multidrug-resistant *Pseudomonas aeruginosa*. J Hosp Infect **83**：153-155, 2013

参考文献

1) Wayne PA；Clinical and Laboratory Standards Institute：Performance Standards for Antimicrobial Susceptibility Testing, M100-S22, 2012

（山本舜悟）

対象微生物でまとめる

3 抗嫌気性菌薬

ポイント

- 嫌気性菌感染は感染巣や臨床状況で疑う.
- 嫌気性菌はしばしば培養での検出, 同定が難しい.
- 嫌気性菌感染の多くは好気性菌との混合感染であり, 両者のカバーが必要である.
- 感染巣が横隔膜上と横隔膜下のどちらであるかによって, 治療に用いる抗菌薬は異なる. 横隔膜下は嫌気性菌の量が多く, かつ耐性の *Bacteroides* spp. が多い.
- 今のところβラクタマーゼ配合ペニシリン, カルバペネム, メトロニダゾール, チゲサイクリンに対する嫌気性菌の耐性はほとんどない.
- セファマイシン, クリンダマイシン, モキシフロキサシンは横隔膜上でも横隔膜下でも *in vitro* での嫌気性菌の耐性が増えている.

嫌気性菌感染症治療の基本

　ヒトの体にはヒトの細胞数よりも多くの細菌が存在する. そのなかでも圧倒的に多いのは嫌気性菌であり, 何百種類もの菌種がある. しかし, 病原性のある主な菌は数種類に限られており, グラム染色所見で表Ⅱ-8のように大別される.

　最も細菌が多く存在する下部消化管内では, 正常細菌叢の99％以上が嫌気性菌からなる[1]. 嫌気性菌はその名の通り, 発育するのに酸素が少ない嫌気環境〔膿瘍や何らかの閉塞機転(閉塞性胆管炎や腸閉塞など)〕が必要である. そういう環境でなければ嫌気性菌はなかなか発育せず, 感染症を起こしにくい. 嫌気性菌感染症では適切なドレナージで嫌気環境を取り除くことが重要である. それにより抗菌薬なしでも症状が改善することがしばしばみられ, 嫌気性菌の一番の治療は酸素であるといわれる所以である.

　嫌気性菌感染は誤嚥や消化管穿孔など, 本来無菌である部位に嫌気性菌も含めた

表Ⅱ-8 嫌気性菌のグラム染色による分類

グラム染色	代表的嫌気性菌種	薬剤感受性
グラム陽性球菌 (GPC)	*Peptostreptococcus* spp. *Micromonas* spp.	ペニシリン系に感受性あり
グラム陽性桿菌 (GPR)	*Clostridium* spp.；*C. difficile*	*C. difficile* を除いては，通常ペニシリンに感受性がある
グラム陰性桿菌 (GNR)	*Bacteroides* spp., *Prevotella* spp., *Fusobacterium* spp.	βラクタマーゼ産生株が多く，ペニシリンに感受性がないことが多い*

*多くの場合，単に「嫌気性菌」と記載された場合はこのグループを指す．「嫌気性菌用のスペクトラム」を有する薬剤が必要となる．

多種類の菌(polymicrobial)が侵入して起こることが多い．よって嫌気性菌だけでなく，その部位に感染を起こす好気性菌にも気をつけなければならない．例えば誤嚥性肺炎などの場合，嫌気性菌だけでなく肺炎球菌やインフルエンザ桿菌なども考慮すべきである．同様に腹腔内感染では，大腸菌をはじめとする腸内細菌科(*Enterobacteriaceae*)の存在を意識して抗菌薬を選ぶ．

嫌気性菌は，細菌培養検査で生えにくく，しばしば同定も困難である．特に抗菌薬がすでに入っている場合やすぐに検体が適切に処理できない場合などは，より生えにくい．たとえ培養で嫌気性菌が検出されなくても，感染巣や臨床状況で嫌気性感染の疑いが強い場合は，エンピリカルに嫌気性菌もカバーしたレジメを治療完遂する．例えば，下部消化管穿孔後の腹腔内膿瘍なら穿刺した膿から嫌気性菌が生えてこなかったとしても，カバーし続けるべきである．嫌気性菌特有の腐敗臭や組織内でのガス産生からも嫌気性菌感染症を疑う．しかし，これらの所見がないからといって嫌気性菌の関与の否定はできない．

どの抗菌薬を選ぶか

嫌気性菌に対する抗菌薬の選択を行う際には，感染巣が横隔膜上か，横隔膜下かを考慮に入れる．横隔膜上か横隔膜下かによって嫌気性菌の量と種類が大きく異なるためである．

1 横隔膜上

嫌気性菌の量が下部消化管と比べると少ない．*Peptostreptococcus*, *Micromonas*, *Prevotella*, *Fusobacterium* などが起因菌として検出される．膿瘍形成をしやすい

表Ⅱ-9　*Bacteroides fragilis* に対する薬剤感受性率(n=167)（文献2より引用）

ABPC	ABPC/SBT	PIPC	CMZ	FMOX	MEPM	CLDM
0%	95%	76%	76%	76%	98%	37%

ABPC：アンピシリン，SBT：スルバクタム，PIPC：ピペラシリン，CMZ：セフタメゾール，FMOX：フロモキセフ，MEPM：メロペネム，CLDM：クリンダマイシン

*Streptococcus anginosu*s group（旧称 *S. milleri* group）も嫌気性菌とされることが多いが，本来は嫌気性菌ではない．

グラム陽性の嫌気性菌はいわゆる嫌気性菌のスペクトラムを有する抗菌薬でなくても治療可能であり，臨床的には「嫌気性菌」を意識しなくてもよい．*Prevotella* や *Fusobacterium* など嫌気グラム陰性桿菌（GNR）の β ラクタマーゼによる耐性化が進んでいるので，β ラクタマーゼ阻害薬が入っているアンピシリン・スルバクタムが第一選択である．耐性 GNR の存在が疑われる場合は，ピペラシリン・タゾバクタムを使用する．

ペニシリン系が使えない場合は，セフメタゾール，クリンダマイシン，カルバペネム，メトロニダゾールなどが代替薬である．

2　横隔膜下

下部消化管では菌量が横隔膜上に比べると桁違いに多い．その 99.9％が嫌気性菌であり，GNR である．*Bacteroides fragilis* group が大半を占める．一般的に嫌気性菌のスペクトラムが必要となるのはこのグループである．

表Ⅱ-9 に *B. fragilis* の感受性率に関する本邦のデータを示す[2]．横隔膜下の嫌気性菌感染症では，*B. fragilis* に対して 95％の感受性をもつアンピシリン・スルバクタムまたはピペラシリン・タゾバクタムが第一選択である．

アレルギーなどでペニシリン系が使えない場合は，セフメタゾール，カルバペネム，メトロニダゾールなどが代替薬として挙げられる．クリンダマイシンは *B. fragilis* への感受性率が非常に低いため勧められない．

嫌気性菌感染で使用される薬剤の特徴

1　β ラクタマーゼ阻害薬配合ペニシリン

横隔膜上と横隔膜下でもすべての嫌気性菌に 90％以上の感受性があるため，第

一選択として用いられる．静注ではアンピシリン・スルバクタムまたはピペラシリン・タゾバクタム，経口ではアモキシシリン・クラブラン酸がある．ピペラシリン・タゾバクタムはアンピシリン・スルバクタムと同等に嫌気性菌をカバーするが，緑膿菌や *Enterobacter*，*Aeromonas* などより多くの好気性菌の耐性 GNR をカバーできる．最近の Infectious Diseases Society of America（IDSA）腹腔内感染症ガイドライン[3]では，大腸菌のアンピシリン・スルバクタムに対する耐性化が進んできているため，empiric therapy の第一選択薬はピペラシリン・タゾバクタムとなった．一方で，広域抗菌薬の乱用による院内全体の耐性菌増加が非常に心配されるので，適切なドレナージかつ培養検体採取により，使用期間を短縮化するもしくは de-escalation する努力が必要である．

2 セファロスポリン系

本邦では第 2 世代セファマイシン系のセフメタゾール，オキサセフェム系のフロモキセフがある．*B. fragilis* の β ラクタマーゼに比較的抵抗性であるので，従来腹腔内感染症に対してよく使われていた．しかし前述の通り，近年 *Bacteroides* spp. の耐性化が進んできているので，横隔膜下の感染症には使いづらくなってきている．IDSA のガイドラインでも単独での使用は推奨されていない．

3 メトロニダゾール

嫌気性菌全般に感受性があり，なかでも *B. fragilis* の耐性はほとんど報告されていない．欧米では以前より嫌気性菌に対してセフェム系抗菌薬との併用で多用されていた．中枢移行性もよいので，特に脳膿瘍ではセフトリアキソンと組み合わせて使われる．本邦では最近やっと嫌気性菌感染症に対する保険適用が認可された．*Clostridium difficile* 感染症に対しては第一選択薬である．本邦では現時点では経口薬のみしか発売されておらず，重症感染症や経口が不安定な患者には使いづらいが，注射薬が近いうちに発売される予定である．今後，本邦でも使用頻度が増えるだろう．

副作用として，消化器症状(悪心，食欲不振)，口の中に金属の味がする(metallic taste)などが高頻度にみられるが，通常，中止すれば速やかに症状は改善する．長期間，高用量での使用で末梢神経障害がみられることがある．

4 カルバペネム

嫌気性菌全般に感受性は良好である．*Bacteroides* に対して耐性はほとんどない．非常に広域なスペクトラムであり，最後の砦として残しておきたいことから，extended spectrum β lactamase（ESBLs）産生菌などの耐性菌を疑わない限り，嫌気性菌を狙って使用するのはできるだけ避けたい．

5 クリンダマイシン

伝統的に嫌気性菌に対する抗菌薬の代表格として扱われるが，近年は嫌気 GNR を中心に耐性化が進んできている．特に *B. fragilis* に対する感受性は**表Ⅱ-9**の通り 30% 程度であるので，横隔膜下の嫌気性菌感染症に対しての使用は勧められない．横隔膜上，特に誤嚥性肺炎や肺膿瘍に対して従来用いられることが多かったが，好気 GNR のカバーがまったくないことと，嫌気 GNR の *Prevotella* や *Fusobacterium* など耐性率が上昇していることから，現在は empiric therapy の第一選択薬では勧められない．

6 モキシフロキサシン

嫌気性菌カバーも入った内服ニューキノロンで吸収率もよく，1日1回の内服でよいことから，肝膿瘍や腹腔内膿瘍など長期での内服抗菌薬治療に向いている．しかし近年，*Bacteroides* を中心に耐性がみられてきている．特にニューキノロンの曝露歴が直近であった場合などは耐性化している可能性が高く，避けるべきである．

7 チゲサイクリン

米国では数年前から使用されているが，本邦では最近承認されたばかりの新薬である．カルバペネム同様に，好気性菌，嫌気性菌もまんべんなくカバー可能な広域スペクトラムの抗菌薬で，米国では腹腔内感染症に対して米国食品医薬局（FDA）の承認がされている．今のところ，嫌気性菌の耐性は少ない．

8 ペニシリン系

β ラクタマーゼ産生菌の割合が増加しているため，ペニシリンの種類に限らず単独で使用するのは避けたほうがよい．もし単一の嫌気性菌が培養で検出され，感受

性がある場合はペニシリン系に de-escalation する.

> **理解を深めるための問題**(解答 p 210)
>
> 問題4　市中の腹腔内感染で嫌気性菌の関与を疑った場合に，エンピリカルに投薬する抗菌薬として<u>不適切</u>なものはどれか．1つ選べ．
> A　セフトリアキソン＋メトロニダゾール
> B　セフトリアキソン＋クリンダマイシン
> C　アンピシリン・スルバクタム
> D　メロペネム
> E　ピペラシリン・タゾバクタム

● 文献

1) Mandell GL, et al：Mandell, Douglas, and Bennett's Principles and Practice of Infectious Diseases, 7th ed, Churchill Livingstone, Philadelphia, 2010
2) 日本化学療法学会，日本嫌気性菌感染症研究会：嫌気性菌感染症診断・治療ガイドライン，2007
3) Solomkin JS, et al：Diagnosis and management of complicated intra-abdominal infection in adults and children；Guidelines by the Surgical Infection Society and the Infectious Diseases Society of America. Clin Infect Dis 50：133-164, 2010

（北薗英隆）

対象微生物でまとめる

4 抗緑膿菌薬

ポイント

- ◎ 緑膿菌は院内感染症や免疫不全患者の感染症において,重要な起炎菌であり,緑膿菌感染症の治療の遅れは予後不良に直結する.
- ◎ 抗菌薬選択の際は常に「緑膿菌までカバーするか,否か？」を考える.
- ◎ 緑膿菌は複雑な耐性機序を有し,耐性を獲得しやすい.
- ◎ 各施設の緑膿菌のアンチバイオグラムを把握することが重要であり,とにかく「外さない」ことを意識する.

ペニシリン系

　ペニシリン系薬はグラム陽性球菌からグラム陰性桿菌にスペクトラムを拡大してきたが,緑膿菌にまで活性をもたせたのがピペラシリンであり,広域スペクトラムペニシリン(抗緑膿菌ペニシリン)である.よって,このクラスはペニシリン本来のスペクトラムであるグラム陽性球菌や嫌気性菌はもとより,緑膿菌以外のグラム陰性桿菌にも広く活性を有する.βラクタマーゼ阻害薬を配合したピペラシリン・タゾバクタムはβラクタマーゼ産生グラム陰性桿菌(*Klebsiella pneumoniae* など)や *Bacteroides* spp. にも有効で,カルバペネムとほぼ同等のスペクトラムを有する.

適応

　臨床上の適応は,院内肺炎・医療行為関連肺炎,カテーテル関連尿路感染,手術部位感染症などである.好中球減少性発熱や糖尿病患者の軟部組織感染など,免疫不全患者で緑膿菌の関与を考慮すべき状況においても適応がある.緑膿菌を考慮する必要のない状況では,一般にこのクラスの抗菌薬の適応はない.

副作用・使用上の注意

　ペニシリン系共通の副作用として,Ⅰ型アレルギーを起こすことが相対的に多い.そのほか,薬剤熱,薬疹,間質性腎炎などが重要である.

表Ⅱ-10 代表的な抗緑膿菌薬（静注）の保険適用量・推奨量（腎機能が正常の場合）

薬剤	保険適用量	推奨量
ペニシリン系		
ピペラシリン	1回2～4g，6～12時間ごと 最大8g/日	1回3～4g，4～6時間ごと
ピペラシリン・タゾバクタム	1回4.5g，6時間ごと	1回4.5g，6時間ごと
セフェム系		
セフタジジム	1回1～2g，12時間ごと	1回2g，8時間ごと
セフェピム	1回1～2g，12時間ごと	1回2g，8時間ごと（最高用量）
カルバペネム系		
イミペネム・シラスタチン	1回500mg，6時間ごと	1回500mg，6時間ごと
メロペネム	1回0.5～2g，8時間ごと	1回1～2g，8時間ごと
ドリペネム	1回250～500mg，8時間ごと 最大3g/日	1回500mg，8時間ごと
キノロン系		
シプロフロキサシン	1回300mg，12時間ごと	1回400mg，8～12時間ごと
レボフロキサシン	1回500mg，24時間ごと	1回500～750mg，24時間ごと
アミノグリコシド系		
ゲンタマイシン	1日最大120mg	1日1回法で5～7mg/kg
トブラマイシン	1日最大180mg	1日1回法で5～7mg/kg
アミカシン	1日最大400mg	1日1回法で15mg/kg
そのほか		
colistin	保険適用なし	2.5～5mg/kg/日　分2

緑膿菌が産生する一般的なβラクタマーゼはタゾバクタムで阻害されない．したがって，緑膿菌に対して，ピペラシリン・タゾバクタムはピペラシリンへの追加効果はない．

1 ピペラシリン

保険適用量と推奨量に乖離がある（**表Ⅱ-10**）．不用意に少ない投与量で使用すると耐性菌を呼び込む危険性がある．

2 ピペラシリン・タゾバクタム

βラクタマーゼ阻害薬を配合することで，メチシリン感受性黄色ブドウ球菌（MSSA），βラクタマーゼ産生グラム陰性桿菌，*Bacteroides* spp. などの嫌気性菌もカバーし，広く院内感染（腹腔内感染を含む）に使用できる．extended spectrum β lactamase（ESBLs）産生菌に対して，*in vitro* では感受性を示すことがあるが，臨床的効果に関しては検証がすんでいない．

セフェム系

第1世代から第3世代へと新しくなるにつれ，グラム陰性桿菌に対するスペクトラムが広がり，グラム陽性球菌への活性が低下する傾向にある．一方，第4世代はグラム陰性桿菌に非常に広いスペクトラムを有しながら，グラム陽性球菌にも良好な活性を有する．

適応
抗緑膿菌作用を有する第3世代セフェムと第4世代セフェムの臨床上の適応は，緑膿菌や腸内細菌を意識する場合である．具体的には院内肺炎，カテーテル関連尿路感染，好中球減少性発熱，熱傷や皮膚軟部組織感染症でグラム陰性桿菌の関与を考慮するときなどである．

副作用
ペニシリン系とほぼ同様である．ペニシリン系との交差性は最大10～15%とされ，I型アレルギーでなければ，通常は使用できる．

1 セフタジジム

抗緑膿菌用第3世代セファロスポリンである．緑膿菌以外にも，腸内細菌に活性を有するが，グラム陽性菌や嫌気性菌には活性が低い．実際には，腸内細菌に対する臨床的効果にも不安があり，また，薬剤耐性グラム陰性桿菌のリスクファクターとなる可能性も指摘されている．よって，臨床的には，緑膿菌に対する最適治療に限定して使用することが好ましい．

2 セフェピム

推奨量は文献により1～2 g，8～12時間ごと投与と幅があり，投与量に関しては議論の余地がある．重症の緑膿菌感染症を対象とする場合は2 g，8時間ごとの投与が妥当である．

カルバペネム系

好気性，嫌気性を問わず，ほとんどのグラム陽性菌，陰性菌にきわめて広域なス

ペクトラムを有する．カルバペネムに耐性を示す細菌を把握しておくことが重要で，MRSA，コアグラーゼ陰性ブドウ球菌(CNS)，腸球菌(*Enterococcus faecalis* はイミペネムに感受性)，*Stenotrophomonas maltphilia*，*Clostridium difficile*，細胞内寄生細菌(*Legionella pneumophila* など)などが挙がる．

適応

起炎菌として緑膿菌が想定される場合，院内感染症，好中球減少性発熱，壊死性筋膜炎，腹腔内感染でグラム陽性菌＋緑膿菌を含むグラム陰性桿菌＋嫌気性菌(*Bacteroides* spp.)による複合感染を想定する場合，原因不明で急速に進行する敗血症の empiric therapy と，感受性検査の結果，ESBLs 産生菌，*Acinetobacter baumannii* など，カルバペネム系が第一選択薬となる場合である．

カルバペネム系が第一選択になる状況は稀である．耐性グラム陰性桿菌に対する新規抗菌薬開発に期待できない現状では，カルバペネム耐性の獲得はその後の治療をきわめて困難なものとする．カルバペネム系は，上記のような積極的第一選択の場合に限定した状況でのみ用いるべきであり，可能であれば感染症専門医へのコンサルテーションに基づき使用されるべき抗菌薬である．

副作用

ペニシリンとの交差性が比較的高いとされており注意を要する．また，痙攣の副作用が比較的多い(特にイミペネム)．そのほかの副作用はペニシリン系と同様である．

1 イミペネム・シラスタチン

イミペネムの腎での不活化を防ぐ目的でシラスタチンとの合剤となっている．比較的，グラム陽性球菌に強いとされているが，臨床上，大差はない．痙攣のリスクがあり，高用量投与はできない．

2 メロペネム

最も標準的なカルバペネムである．脳外科的手技に関連した医原性髄膜炎では，2 g，8 時間ごとの投与が推奨される．

3 ドリペネム

上記 2 者と臨床的な使用法は同様である．緑膿菌に対して，ほかのカルバペネムより効果が高いとする基礎データがあるが，最近，人工呼吸器関連肺炎における無

作為化比較試験で，イミペネムに対する非劣性の証明に失敗した．

キノロン系

シプロフロキサシンは腸内細菌，緑膿菌を含むいわゆる"SPACE"[1]や，細菌性腸炎を起こすサルモネラ菌や赤痢菌など，グラム陰性桿菌を広くカバーする．呼吸器系ではモラキセラやインフルエンザ桿菌，さらにマイコプラズマやクラミドフィラ，レジオネラなどもカバーする．セカンドラインの抗結核薬としても用いることができる．*Bacteroides* spp.など嫌気性菌はカバーできない．レボフロキサシン以降はグラム陽性球菌へのカバーが改善され，肺炎球菌の治療も可能となった．

適応
市中肺炎，尿路感染症（特に前立腺への移行性がよい），性行為感染症[2]，細菌性腸炎，緑膿菌を想定した院内感染症である．

使用上の注意・副作用
どの薬剤でも併用薬に対する配慮は重要であるが，このクラスの抗菌薬は，特に注意が必要である．まず，内服の場合，アルミニウム，マグネシウム，鉄，カルシウム，亜鉛などを含む薬剤はこのクラスの吸収を抑制するため，投与時間を考慮する．QT延長のリスクがあるため，クラスⅠ，Ⅱの抗不整脈薬との併用には注意する．NSAIDsとの併用で痙攣など中枢神経症状が出現することがある．ワルファリンとの併用で抗凝固作用が増強することがある．副作用としては，中枢神経症状，皮疹，光過敏などがある．ガチフロキサシンは糖代謝異常の副作用が報告されたため，市場から撤退した．原則18歳以下の小児，妊婦，授乳婦には投与しない．

1 シプロフロキサシン

抗緑膿菌作用はこのクラスのなかで最も強い．濃度依存性だが半減期が短いため，通常，1日2～3回投与である．

---

[1] SPACE：院内感染の起炎菌として代表的な下記のグラム陰性桿菌の頭文字をとったもの．
S：*Serratia*，P：*Pseudomonas*，A：*Acinetobacter*，C：*Citrobacter*，E：*Enterobacter*

[2] 性行為感染症：淋菌に関してはキノロン耐性が進み，第一選択としては使いづらくなっている．

2 レボフロキサシン

スペクトラムとしては「シプロフロキサシンでカバーできる菌＋肺炎球菌」とイメージする．緑膿菌に対する使用経験はシプロフロキサシンに劣る．

アミノグリコシド系

濃度依存性の抗菌薬であり，また，post antibiotic effect（PAE），すなわち血中濃度が MIC 以下になったあとも発育抑制効果が残るという特徴を有することから，1日1回投与が好まれる．

基本的には好気性グラム陰性桿菌をターゲットとし，"SPACE" にも対応できる．MRSA ではないグラム陽性球菌にも活性があるが，嫌気性菌には無効である．臓器移行性が悪く，血流感染，尿路感染以外においては単剤では使いづらい．髄液への移行性は不十分である．また，その副作用のため投与期間は短めにせざるを得ない．したがって，多くの場合，empiric therapy 時にスペクトラムを広げる目的で β ラクタム系薬と併用されたり，感染性心内膜炎の治療などのように，相乗効果を期待して併用されることが多い．

適応

基本的には好気性グラム陰性桿菌の関与の可能性がある敗血症性ショックの empiric therapy に用いる．また，起炎菌が緑膿菌と判明し，感受性がある場合も，相乗効果を期待して β ラクタム系薬との併用療法で使用される．ただし，併用療法が単剤療法に対して予後を改善するという明確な根拠はない．

副作用

アミノグリコシド系の副作用で重要なものは，腎毒性と耳毒性である．腎機能に合わせ投与量を厳密に調整することと，適切な therapeutic drug monitoring（TDM）が重要である．また，長期投与例では定期的に聴力検査を実施する．

1 ゲンタマイシン

腸球菌による重症感染症（特に感染性心内膜炎）に対してペニシリンやバンコマイシンとの併用療法にも用いられる．

2 アミカシン

ゲンタマイシンに比べ，菌が産生する酵素に安定で感受性を保っていることが期待できる．

colistin

1947年に発見された古い抗菌薬で，細胞質膜の透過性に変化をきたし殺菌的に働く．グラム陰性桿菌に広く活性を有するが強い副作用（特に腎毒性）のために，アミノグリコシドなど，ほかの抗菌薬に取って代わられた経緯がある．しかし近年，多剤耐性のグラム陰性感染症（特に緑膿菌と *Acinetobacter baumannii*）に対し，最終手段的に用いられる．

耐性菌への対応

多剤耐性緑膿菌[3]の治療戦略として，まず，前述のcolistinを用いる方法があるが，抗緑膿菌薬として承認されておらず散剤のみで注射剤はなく，使用しにくい．もう1つの方法として，カルバペネム系を高用量で，かつpharmacokinetics/pharmacodynamics(PK/PD)の理論的背景から長時間かけて投与するextended infusion（例：カルバペネム耐性であってもメロペネムを1〜2 g, 8時間ごと，1回につき3時間かけて投与）がある．さらに，これにリファンピシン，ミノサイクリン，ドキシサイクリン，アジスロマイシンなどの併用が試みられることがある．

理解を深めるための問題（解答 p 210）

問題5 80歳男性．重症肺炎球菌性肺炎で挿管，人工呼吸器管理下で治療を受け6日目の患者．セフトリアキソンの投与が継続されていたが，本日より発熱を認め，いったん改善傾向にあった酸素化が悪化している．中心静脈ラインの刺入部に発赤がみられる．適切な検体を培養検査に提出したのち，経験的治療として選択すべき抗菌薬として，最も適切なものはどれか？

---

[3] 多剤耐性緑膿菌：ここではすべてのβラクタム系薬とキノロンに耐性の緑膿菌を指す．

A セフトリアキソンの継続＋バンコマイシン
B レボフロキサシン
C ピペラシリン・タゾバクタム＋バンコマイシン
D メロペネム
E アミカシン

●参考文献

1) 青木　眞：レジデントのための感染症診療マニュアル，第2版，医学書院，2007
2) 岩田健太郎，他：抗菌薬の考え方，使い方 ver. 3，中外医学社，2012
3) 日本語版サンフォード感染症診療ガイド2012，第42版，ライフサイエンス出版，2012
4) Peleg AY, Hooper DC：Hospital-acquired infections due to gram-negative bacteria. N Engl J Med **362**：1804-1813, 2010

（笹野幹雄・林　淑朗）

対象微生物でまとめる

5 抗MRSA薬

ポイント

- 重症MRSA感染症に対する第一選択薬はバンコマイシン（VCM）である．
- 敗血症，肺炎などの重症MRSA感染症に対してVCMを選択する場合は，トラフ値15〜20 μg/mLに維持する．
- 腎機能の悪化やアレルギーなどでVCMが使用しにくい例，またはVCMに対するMICが2 μg/mL以上で治療効果が十分でない例では，リネゾリド，ダプトマイシンなどほかの抗MRSA薬を検討する．
- 抗菌薬適正使用の名目で一律に2週間以内に中止すべきではない．体温，白血球数，CRP値のみで投与期間を判断するのではなく，ガイドラインなどで推奨されている治療期間を参考にする．

現在，日本で使用可能な抗メチシリン耐性黄色ブドウ球菌（MRSA）薬は，バンコマイシン，テイコプラニン，リネゾリド，アルベカシン，ダプトマイシンの5剤あるが，MRSA治療の第一選択薬はバンコマイシンであり，そのほかの抗MRSA薬はバンコマシンが使いにくい状況で検討すべきである．

MRSAによる重症感染では治療に難渋することが多く，感染臓器や腎機能，minimum inhibitory concentration（MIC）値などを考慮しながらどの薬剤が最適か十分検討することが必要である（表Ⅱ-11）．

グリコペプチド系

薬剤
　バンコマイシン（注射剤，経口薬），テイコプラニン（注射剤）．

作用機序
　細胞壁の合成阻害とRNAや細胞膜の合成阻害により殺菌的に作用する．腸球菌には静菌的に作用するが，高度耐性でないアミノグリコシドを併用すると殺菌的に作用する．

表Ⅱ-11 各疾患におけるMRSA感染症の治療

菌血症
治療期間：非複雑性では最低2週間，複雑性菌血症では4〜6週間
バンコマイシン(VCM)
　第一選択薬であるが，MIC 2 μg/mL以上ではほかの薬剤を検討．目標トラフ値15〜20 μg/mL
テイコプラニン(TEIC) *
リネゾリド(LZD)
　VCM投与7日以降で血液培養が陰性化しない場合に選択
ダプトマイシン(DAP)
　6 mg/kg 24時間ごと(腎機能正常)
アルベカシン(ABK)
　日本では適応であるが，VCM，TEIC，LZDよりエビデンスが少ない

感染性心内膜炎
治療期間：最低6週間
バンコマイシン(VCM)
　第一選択薬であるが，MIC 2 μg/mL以上ではほかの薬剤を検討．目標トラフ値15〜20 μg/mL
テイコプラニン(TEIC) *
ダプトマイシン(DAP)
　6 mg/kg 24時間ごと(腎機能正常)．右心系感染性心内膜炎に適応あり，左心系内膜炎については現在適応外
リネゾリド(LZD)
　治療失敗例の報告があり，IDSAガイドラインでも推奨されていない

骨髄炎
治療期間：最低8週間．1〜3か月以上継続することもある
バンコマイシン(VCM)
　第一選択薬であるが，MIC 2 μg/mL以上ではほかの薬剤を検討．目標トラフ値15〜20 μg/mL
テイコプラニン(TEIC) *
ダプトマイシン(DAP)
　日本では適応外であるが，IDSAガイドラインではVCMと同等の推奨レベル

複雑性皮膚軟部組織感染症
治療期間：治療への反応に応じて7〜14日間
バンコマイシン(VCM)
　第一選択薬であるが，MIC 2 μg/mL以上ではほかの薬剤を検討．壊死性筋膜炎などの重症感染症では目標トラフ値15〜20 μg/mL．重症ではなく肥満のない腎機能正常例ならVCM 1 g 12時間ごとでも十分であり，トラフ値の測定は必要ない
テイコプラニン(TEIC) *
ダプトマイシン(DAP)
　4 mg/kg 24時間ごと(腎機能正常)

(つづく)

表Ⅱ-11　各疾患における MRSA 感染症の治療（つづき）

肺炎
治療期間：7〜21 日間（病巣の範囲により異なる）
バンコマイシン（VCM）
　第一選択薬であるが，MIC 2 μg/mL 以上ではほかの薬剤を検討．目標トラフ値 15〜20 μg/mL
テイコプラニン（TEIC）*
リネゾリド（LZD）
　VCM, TEIC と同等の効果があるといわれる．VCM の MIC >2 μg/mL，腎機能障害などで選択できない場合にも選択
アルベカシン（ABK）
　VCM や TEIC，LZD よりエビデンスが少ない

髄膜炎，脳膿瘍，シャント感染
治療期間：髄膜炎は 2 週間，脳膿瘍，硬膜枝下膿瘍，硬膜外膿瘍では 4〜6 週間
バンコマイシン（VCM）
　リファンピシン併用を推奨する専門家もいる．第一選択薬であるが，MIC 2 μg/mL 以上ではほかの薬剤を検討．目標トラフ値 15〜20 μg/mL
テイコプラニン（TEIC）*
ダプトマイシン（DAP）
　髄液移行性不良であり IDSA ガイドラインでも推奨されていない
リネゾリド（LZD）
　日本では適応外であるが，髄液移行性は良好であり，IDSA ガイドラインでは VCM の代替薬
アルベカシン（ABK）
　適応外

*TEIC は VCM に比較し副作用が少ないが，VCM に勝る臨床的効果は報告されていない．

組織移行性

髄液移行は不良であるが，そのほかの臓器への移行性は良好である．

スペクトラム

基本的にはほとんどすべてのグラム陽性菌に対してスペクトラムを有する．

- メチシリン感受性黄色ブドウ球菌（MSSA），MRSA，コアグラーゼ陰性ブドウ球菌，連鎖球菌群
- バンコマイシン耐性腸球菌以外の腸球菌
- *Bacillus* spp., *Corynebacterium* spp. などのグラム陽性桿菌（*Erysipelothrix rhusiopathiae* はバンコマイシン耐性）
- *Peptostreptococcus* spp., *Actinomyces* spp. などのグラム陽性嫌気性菌

グラム陰性桿菌には基本的には抗菌力を有しない．

用法

バンコマイシンは急速な滴下により Red-man 症候群が起こることがあるため，滴下速度は 15 mg/分以下とする．治療効果と副作用発現回避のために薬物血中モニタリング(TDM)を行い，トラフ値(15～20 μg/mL に維持)で評価する．

臨床的適応

MRSA やコアグラーゼ陰性ブドウ球菌が起因菌として疑われる菌血症や感染性心内膜炎，骨髄炎，皮膚軟部組織感染症などの重症感染症で選択される．βラクタム系薬アレルギーのためβラクタム系薬が選択できない例で選択されることがある．バンコマイシン内服薬は *Clostridium difficile* 関連下痢症に対してメトロニダゾールの代替薬として選択される．

使用上の注意点

近年，バンコマイシン低感受性株の出現が問題となってきている．リネゾリドやダプトマイシンのような新たな抗 MRSA 薬が使用可能になったが，バンコマイシンほど治療成績に関するエビデンスはまだ十分ではない．第一選択薬は現状ではバンコマイシンである．

オキサゾリジノン系

薬剤

リネゾリド(注射剤，経口薬)．

作用機序

細菌の蛋白合成の開始段階(リボゾーム 50 S サブユニットに結合し，70 S 開始複合体の形成)を阻害する．

組織移行性

髄液，骨，肺胞上皮，膵液など多くの組織への移行は良好である．

スペクトラム

- MSSA，MRSA，コアグラーゼ陰性ブドウ球菌，連鎖球菌群
- 腸球菌(バンコマイシン耐性腸球菌を含む)
- *Bacillus* spp. などのグラム陽性桿菌(*Erysipelothrix rhusiopathiae* は通常感受性あり)
- Nocardia, *Mycobacterium tuberculosis*, *M. avium* complex, *M. marinum*

基本的にグラム陰性桿菌には抗菌力を有しない．

用法

肝機能，腎機能低下に伴う投与量の調節は不要である．経口薬の生物学的利用率（bioavailability）は100％のため，長期使用が必要とされる感染症では注射剤から経口薬へ変更することもできる．

臨床的適応

バンコマイシン耐性腸球菌感染症以外に，MRSA感染症の治療としてほかの抗MRSA薬がアレルギーや腎機能障害などで選択できない場合に選択される．MRSA肺炎の治療薬としてはバンコマイシン，テイコプラニン以外にリネゾリドも同等の効果が期待できるとされている．一方，MRSAによる感染性心内膜炎例での治療失敗例の報告があり，Infectious Diseases Society of America（IDSA）ガイドラインではリネゾリドは推奨されていない．

使用上の注意点

主な副作用としては悪心，嘔吐などの消化器症状と血小板減少などの骨髄抑制が報告されている．特に骨髄抑制は2週間以上の使用例で起こりやすい．中止後に速やかに回復するが，定期的な血液検査が必要である．リネゾリドは可逆性の非選択的モノアミン酸化酵素阻害作用を有しているため，セロトニン作動薬を併用する場合には，発熱，興奮，振戦などセロトニン症候群の出現に注意する．

アミノグリコシド系

薬剤

アルベカシン（注射剤）．

作用機序

リボゾーム30Sサブユニットに結合し，細菌の蛋白合成を阻害することにより抗菌作用を示す．

組織移行性

胸水，腹水，心嚢液，滑膜液への移行は良好だが，髄液，疣贅，皮下組織，骨への移行は不良である．

スペクトラム

・MRSA
・緑膿菌を含むグラム陰性桿菌

用法

2008年2月より1日1回投与法が承認された．アミノグリコシド系は濃度依存性であるため，十分な臨床効果を得るために血中濃度測定が必須である．

臨床的適応

アミノグリコシドは基本的にグラム陰性菌用の薬剤であり，日本以外ではMRSA用薬として認識されている．

国内ではMRSAによる敗血症と肺炎に適応があるが，バンコマイシンやテイコプラニン，リネゾリドよりエビデンスが少ない．

使用上の注意点

ほかのアミノグリコシド系薬と同様，副作用として腎障害と第8脳神経障害がある．

リポペプチド系

薬剤

ダプトマイシン（注射剤）．

作用機序

細胞膜電位の脱分極，細胞膜透過性の破壊，リポタイコ酸合成阻害により濃度依存的な殺菌効果を有する．

組織移行性

髄液移行性は不良であるが，骨・軟部組織への移行は良好である．

スペクトラム

・MSSA，MRSA，コアグラーゼ陰性ブドウ球菌，連鎖球菌群
・腸球菌（バンコマイシン耐性腸球菌を含む）
・*Bacillus* spp. などのグラム陽性桿菌
・*Peptostreptococcus* spp. などのグラム陽性嫌気性菌

グラム陰性桿菌やグラム陰性嫌気性菌には無効である．

用法

腎機能正常の場合，敗血症，感染性心内膜炎では6 mg/kg，皮膚軟部組織感染症では4 mg/kgを24時間ごとに投与する．腎機能低下時は用量の調節が必要である．

臨床的適応

日本では，皮膚軟部組織感染症とMRSAによる敗血症，右心系感染性心内膜炎

に適応がある．IDSA ガイドラインでは推奨されているが，現在日本では骨髄炎，左心系内膜炎については適応外である．

使用上の注意

肺サーファクタントによる不活化のために肺炎例には選択しない．皮疹，肝障害，消化器症状に加えて高用量例での横紋筋融解症が報告されているため，定期的な CK 値の測定を行う．また，好酸球性肺炎の報告があり，使用中の新たな発熱，肺浸潤影，好酸球増多が生じた場合，注意を要する．

そのほかの抗 MRSA 薬

市中獲得型 MRSA はテトラサイクリン系薬のミノサイクリン，ドキシサイクリンやスルファメトキサゾール・トリメトプリム（ST 合剤），クリンダマイシン，ニューキノロン系薬に in vitro で感受性を示すことが多く，重症ではない皮膚軟部組織感染症や骨髄炎例で選択することがある．病院獲得型 MRSA による重症皮膚軟部組織感染症や骨髄炎では，バンコマイシンなどの経静脈的投与後のステップダウン治療として感受性がある場合にはミノサイクリン，ドキシサイクリンや ST 合剤を選択することもある．

理解を深めるための問題（解答 p 210）

問題 6 人工膝関節置換術後の 60 歳男性．術後 2 週間目より 38.5℃ の発熱，悪寒戦慄が出現した．創部の発赤と疼痛，腫脹を認める．
身体所見：血圧 110/50 mmHg，脈拍 120 回/分，呼吸数 25 回/分，体温 39℃，血液検査：WBC 15,000/μL（好中球 90％）
創部の切開排膿と血液培養採取後に初期抗菌薬として選択すべきものは以下のどれか．1 つ選べ．
A バンコマイシンまたはテイコプラニン
B セファゾリン
C セフトリアキソン
D シプロフロキサシン
E アルベカシン

参考文献

1) Liu C, et al：Clinical practice guidelines by the Infectious Diseases Society of America for the treatment of methicillin-resistant *Staphylococcus aureus* infections in adults and children. Clin Infect Dis **52**：1-38, 2011
2) Rybak M, et al：Therapeutic monitoring of vancomycin in adult patients；A consensus review of the American Society of Health-System Pharmacists, the Infectious Diseases Society of America, and the Society of Infectious Diseases Pharmacists. Am J Health Syst Pharm **66**：82-98, 2009
3) Murray BE, et al：Glycopeptides(Vancomycin and Teicoplanin), Streptogramins(Quinupristin-Dalfopristin), and Lipopeptides(Daptomycin), Mandell GL, et al(eds)：Principles and Practice of Infectious Diseases, pp 449-467, 7th ed, Churchill Livingstone, Philadelphia, 2010

〔中村権一〕

抗菌薬の構造でまとめる

6 βラクタム系薬

ポイント

- ◎ βラクタム系薬は細胞壁合成阻害薬である．殺菌的に使用する．
- ◎ ペニシリン系薬，セファロスポリン系薬，カルバペネム系薬，モノバクタム系薬の4つがある．
- ◎ アナフィラキシーといったⅠ型アレルギーの既往がある場合は，すべてのβラクタム系薬の使用を避ける．

作用機序

　ペニシリンは特徴的なβラクタム環と呼ばれる四員環構造をもつ．この基本構造を修飾することにより，ペニシリン系，セファロスポリン系，カルバペネム系，モノバクタム系の4つの系統の抗菌薬が開発された(図Ⅱ-1)．βラクタム系薬は，基本的に同じメカニズム，すなわちペニシリン結合蛋白(penicillin-binding protein：PBP)を阻害することにより，抗菌活性をもたらす．ヒトの細胞は細胞壁を有しないが，細菌は細胞壁を有する．これはペプチドグリカンと呼ばれる物質で構成されており，その合成のためにはPBPにより産生される架橋構造が必要である．PBPの阻害，すなわちペプチドグリカン合成阻害により，細菌は溶解する(細胞壁合成阻害薬)．

PK/PD上の特徴

　βラクタム系薬の共通点として，抗菌薬のPK/PD(pharmacokinetics/pharmacodynamics)理論上，時間依存性であることを覚えておきたい．薬物動態と抗菌薬の効果を予測する因子として，以下の3つの因子がある．

1) T>MIC(最小発育阻止濃度)：Time above MIC(抗菌薬濃度がMICを超えている時間)
2) Cmax/MIC：抗菌薬濃度のピークとMICの比

図Ⅱ-1 βラクタム系薬の構造

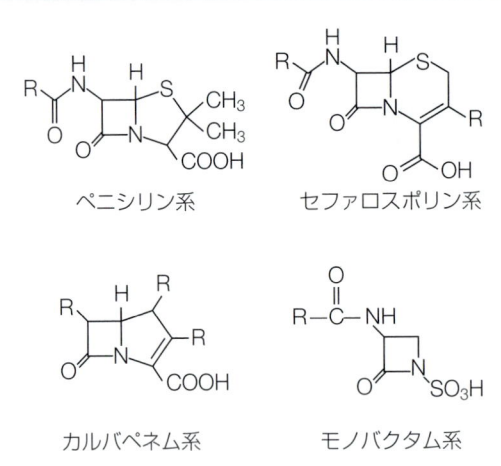

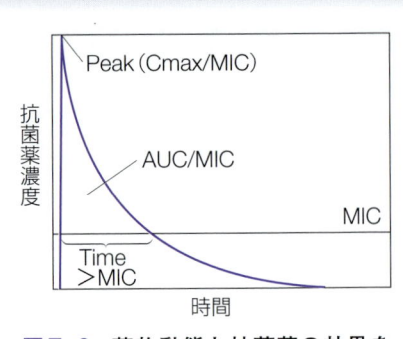

図Ⅱ-2 薬物動態と抗菌薬の効果を予測する因子
（文献1，p 301，Figure 20-3 より引用）

3）AUC/MIC：血中抗菌薬濃度曲線下面積（AUC）とMICの比

βラクタム系薬では1）Time＞MICが重要である．薬剤により異なるが，治療効果を最大にするためには，投与期間の少なくとも40〜50％を超える時間で抗菌薬濃度がMICを超えていなければならない（図Ⅱ-2）．

しかし，βラクタム系薬のほとんどは半減期が1〜2時間程度であり，頻回投与が必要となる．ペニシリン系薬では4〜6時間ごと，セフェム系薬では8時間ごとに投与する必要がある．

抗菌薬選択のポイント

βラクタム系薬は，使用可能な微生物に対しては原則として第一選択とするべきである．前述の通り，ヒト細胞には毒性が低いとされていること，歴史が古くエビデンスの蓄積があること，高用量を用いても比較的安全であることなどがその理由である．抗菌薬の選択は，患者背景，感染臓器，微生物を考慮し，論理的に行われるべきである．βラクタム系薬の使い分けは，これら抗菌薬に対してⅠ型アレルギーがある，中枢神経感染症であるなどの特殊な状況を除けば，多くの場合，微生物側の要因によることが多い．

1 ペニシリン系

> **関連項目**：ペニシリン G とアンピシリン(p106)
> アンピシリン・スルバクタムとピペラシリン・タゾバクタム(p114)
> セファゾリンと oxacillin/nafcillin(p119)

　すべての抗菌薬の基本は「天然ペニシリン」を学ぶところから始まる．本項では，静注抗菌薬について説明することとし，経口抗菌薬については，別項「経口抗菌薬の使い方」(p 98)を参照されたい．

■作用を受ける菌種

　天然ペニシリン(ペニシリン G)は，主に連鎖球菌，*Enterococcus faecalis*，*Listeria monocytogenes*，*Neisseria meningitidis*，スピロヘータ(梅毒：*Treponema pallidum*，*Leptospira*)に対する抗菌活性を有する．

■作用を受けない菌種とそのメカニズム

　Staphylococcus aureus をはじめとするブドウ球菌の多く〔メチシリン感受性黄色ブドウ球菌(MSSA)を含むブドウ球菌で耐性を獲得していないものには有効〕や，*Escherichia coli*，*Klebsiella pneumoniae* といったほとんどのグラム陰性菌，一部の嫌気性菌に対する抗菌活性は有していない．各々の微生物により異なるが，以下のメカニズムによる(図Ⅱ-3)．

1) 天然ペニシリンを分解するペニシリナーゼを産生する
2) グラム陰性菌は陽性菌と異なり，外膜を有しているため，薬剤が細胞壁へ到達できない(ポーリンによりペリプラズム腔へ移行できない)
3) PBP へ天然ペニシリンが結合できない場合がある
4) 前述のペプチドグリカンを産生しない(*Mycoplasma* spp.，*Chlamydia* spp.)
5) 天然ペニシリンを含むβラクタム系薬は細胞質内に入らない(細胞内寄生菌，すなわち *Legionella* spp. など)

■ペニシリン系薬の種類と特徴

　狭域スペクトラムで古くからある抗菌薬「天然ペニシリン」からさまざまなβラクタム系薬が進化してきた．主な薬剤を表Ⅱ-12 にまとめる．いまだ本邦にはないが，MRSA には無効であるものの抗黄色ブドウ球菌活性をもつペニシリン系薬である nafcillin，oxacillin もある．原則として古くから多くの使用経験があり，データの集積されているペニシリン系を中心に，抗菌薬選択を考えていきたい．

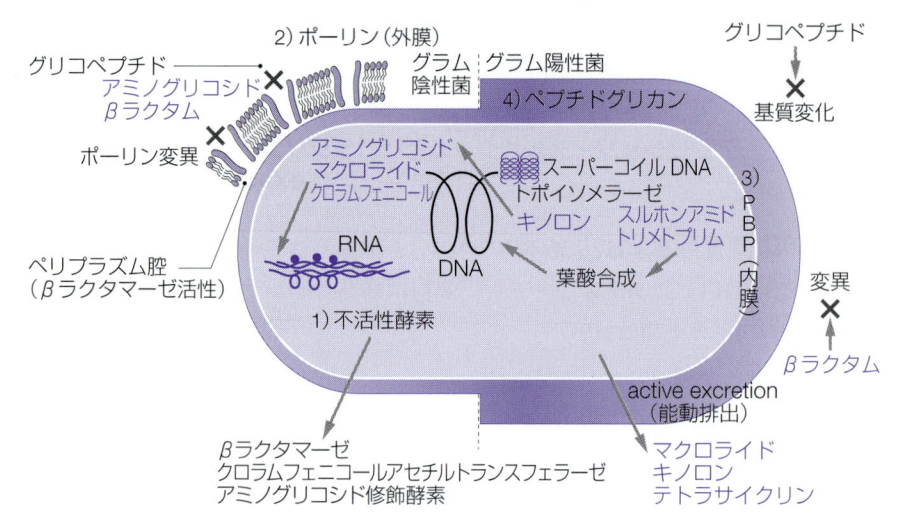

図Ⅱ-3　抗菌薬の作用と耐性メカニズム（文献3より引用，改変）
PBP：ペニシリン結合蛋白，1)～4)は本文中の「作用を受けない菌種とそのメカニズム」に該当．

表Ⅱ-12　主なペニシリン系薬（静注）とその特徴

アミノペニシリン（アンピシリン：ビクシリン®）
E. coli, *Proteus mirabilis* といった一部のグラム陰性桿菌に対する活性を有する（注：*Klebsiella* spp. はアンピシリン耐性）
広域スペクトラムペニシリン（ピペラシリン：ペントシリン®）
上記薬剤よりもグラム陰性桿菌に対してより広いスペクトラムをもち，緑膿菌にも活性を有する
βラクタマーゼ阻害薬配合ペニシリン
・アンピシリン・スルバクタム：ユナシン® 　MRSAや緑膿菌（*Pseudomonas aeruginosa*）といった院内感染で問題となるグラム陰性桿菌は除くものの，嫌気性菌まで含めた多くのグラム陽性球菌，グラム陰性桿菌に活性をもつ ・ピペラシリン・タゾバクタム：ゾシン® 　ピペラシリンのスペクトラムに加え，嫌気性菌まで広くカバーする超広域抗菌薬
抗黄色ブドウ球菌活性を有するペニシリン
oxacillin，nafcillin（ともに日本では未承認）

表Ⅱ-13 主なセファロスポリン系薬（静注）とその特徴

第1世代（セファゾリン：セファメジン®）
日本ではMSSA治療薬という位置付けで覚えてもらいたい．*E. coli* などにも活性をもつが，MSSA治療薬として非常に重要であるため，一部のグラム陰性桿菌のカバーには第2世代を使用する方法もある

第2世代（セフォチアム：パンスポリン®）
第1世代よりグラム陰性桿菌へのスペクトラムが広くなる．なお，セフェム系薬の第2世代には，嫌気性菌，また場合によりESBLs産生菌を含めたユニークな抗菌スペクトラムをもつセフメタゾール（セファマイシン系）があることを記憶しておきたい

第3世代
多くのグラム陽性球菌，グラム陰性桿菌，一部嫌気性菌まで活性をもつが，抗菌スペクトラムにより大きく2つに分類できる．第3世代では，第1，2世代にはない髄液への移行が比較的認められるため，髄膜炎の治療に使用されることがある
- セフタジジム：モダシン®
  緑膿菌に活性をもつ．肺炎球菌などの連鎖球菌に対して抗菌活性が弱め
- セフォタキシム：セフォタックス®，セフトリアキソン：ロセフィン®
  緑膿菌に活性をもたない

第4世代（セフェピム：マキシピーム®）
グラム陽性球菌，さらには緑膿菌を含むグラム陰性桿菌に活性をもつ広域抗菌薬

2 セファロスポリン系

> **関連項目**：セファゾリンと oxacillin/nafcillin（p119）
> セフォチアムとセフォタキシム/セフトリアキソン（p126）
> セフタジジムとセフェピム（p133）

　ペニシリン系薬と同じく β ラクタム系の主役となりうるセファロスポリン系薬について簡単に紹介する．セファロスポリン系薬は「世代」により第1～4世代に分類されており，世代が進むにしたがい，広域スペクトラムとなる（表Ⅱ-13）．

3 カルバペネム系

> **関連項目**：メロペネムとイミペネム・シラスタチンとドリペネム（p140）

　AmpC β ラクタマーゼ産生菌，ESBLs産生菌といった多剤耐性菌に用いる薬剤であるため，通常使用する機会は限られる．また，その他のグラム陰性桿菌に対するスペクトラムは，例えばピペラシリン・タゾバクタムと比しほぼ差がないことからも，できるだけカルバペネム系薬の温存を心がけていただきたい（図Ⅱ-4）．代

	ブドウ球菌 MSSA	連鎖球菌	グラム陰性桿菌 GNR	緑膿菌	嫌気性菌	耐性ブドウ球菌 MRSA, CNS	ESBLs産生菌	Amp-C産生菌
ペニシリン	ペニシリンG PCG	↕	↕						
	アンピシリン ABPC		↕	↕					
	アンピシリン・スルバクタム ABPC/SBT	↕		↕		↕ *			
	ピペラシリン PIPC	↕		↕	↕				
	ピペラシリン・タゾバクタム PIPC/TAZ	↕		↕	↕	↕ *			
第1世代セフェム	セファゾリン CEZ	↕		↕					
第2世代セフェム	セフォチアム CTM	↕		↕					
第3世代セフェム	セフトリアキソン CTRX	↕		↕					
	セフタジジム CAZ			↕	↕				
第4世代セフェム	セフェピム CFPM	↕		↕	↕		↕		
モノバクタム	アズトレオナム AZT			↕	↕				
カルバペネム	メロペネム MEPM	↕		↕	↕	↕		↕	↕

図 II-4 βラクタム系薬の基本スペクトラム概要

あくまで概略であり、腸球菌、各種グラム陰性桿菌、個々の微生物における耐性菌については言及していない。
＊本来、ペニシリンは嫌気性菌にも強い活性をもつが、横隔膜から下の Bacteroides spp. は β ラクタマーゼを産生する株が多く、その場合、ペニシリンは分解されてしまうため、β ラクタマーゼ阻害薬配合ペニシリンが必要である。Bacteroides spp. でも β ラクタマーゼを産生しない株はペニシリンで治療できるが、嫌気性菌は確実に培養することが難しく、感受性試験も多くの施設では行われていない。そのため、Bacteroides spp. がペニシリン感受性かどうかの評価が難しく、一般的にはβ ラクタマーゼ阻害薬配合ペニシリンが治療に用いられる。

表的な薬剤として，メロペネム，イミペネム（ともに静注）がある．

4 モノバクタム系

アズトレオナムは緑膿菌を含むグラム陰性桿菌をカバーするが，グラム陽性菌や嫌気性菌には抗菌活性をもたないことに注意したい．ペニシリン系との交差アレルギーがきわめて少ないといわれており，ペニシリン系にアレルギーがある際に，特に使用を検討したい．

βラクタム系薬の用法・用量設定のコツ

これまで，日本の添付文書に記載されていたβラクタム系薬の用量は，世界的な投与量と比べ低用量の薬剤もあったが，最近は添付文書が改定され，世界的な投与量での使用が可能となってきている．例えば，ペニシリン系薬のアンピシリン・スルバクタムは重症感染症の場合に3gを6時間ごと，1日12gの投与が可能となった．同じく，ペニシリン系薬のピペラシリン・タゾバクタムも肺炎の場合に4.5gを6時間ごと，1日18gの投与が可能である．一方，セファロスポリン系でセフェピムを使用する場合，世界的には重症感染症の場合に2gを8時間ごとに投与されることがあるが，日本の添付文書においては1日4gが最大投与量である．そのため，PK/PD理論を考慮すると，1gを6時間ごとに投与するといった工夫も1つの方法として提案したい．

副作用

βラクタム系薬による有害事象は，どの系統でも類似しており，アレルギー反応，発熱，発疹，血清病，間質性腎炎，肝障害，中枢神経症状（意識障害，痙攣など），悪心・嘔吐，下痢，溶血性貧血，骨髄抑制などがある．

アレルギー反応は，ペニシリン系薬であるアンピシリン（アモキシシリンも含む）を使用した場合，5.2〜9.5％の症例において認められたとの報告があり，比較的目にすることが多い有害事象である．ペニシリン系にアレルギーがある場合は，ほかのβラクタム系薬についても交差アレルギーがある可能性がある．ペニシリン系との交差アレルギーの存在は報告により異なるが，5〜15％程度といわれており，その頻度は「カルバペネム系＞セフェム系≫モノバクタム系」といったイメージで考えるとわかりやすい．ただし，アナフィラキシーといったI型アレルギーの既往

がある場合は，すべてのβラクタム系薬の使用を避けたい．

カルバペネム系では，イミペネム・シラスタチンでメロペネムと比較し，相対的に痙攣の副作用が多いともいわれている．

理解を深めるための問題(解答 p 211)

問題7 βラクタム系薬について，誤っているものはどれか．2つ選べ．

A βラクタム系薬は核酸合成阻害薬である
B アミノペニシリンであるアンピシリンは，一般に *Escherichia coli* に対する活性を有する
C 第1世代セファロスポリン系薬であるセファゾリンは，脳脊髄液への移行性が良好である
D カルバペネム系薬は ESBLs 産生菌に対する活性を有する
E モノバクタム系薬はペニシリン系薬との交差アレルギーが存在する頻度が低い

●文献

1) Mandell GL, et al：Mandell, Douglas, and Bennett's Principles and Practice of Infectious Diseases, 7th ed, Churchill Living stone, Philadelphia, 2009
2) 青木　眞(監修)，源河いくみ，本郷偉元(編)，柳　秀高，成田　雅(監訳)：感染症診療スタンダードマニュアル，第2版，羊土社，2011
3) Scott G：Antibiotic resistance. Medicine 37：551-556, 2009

（丹羽一貴・有馬丈洋・本郷偉元）

表Ⅱ-14　主なニューキノロン系薬

第2世代	オフロキサシン：タリビッド®（経口薬） シプロフロキサシン：シプロキサン®（静注薬，経口薬）
第3世代	レボフロキサシン：クラビット®（静注薬，経口薬）
第4世代	モキシフロキサシン：アベロックス®（経口薬）

血中濃度が高くなることで最小発育阻止濃度（MIC）以下の post antibiotic effect（PAE）を高めるという特徴をもつ．これらの機序から，キノロン系薬は1日の投与回数を少なくし，1回の投与量を多くするという投与方法が適している．

生物学的利用率（bioavailability）は90～95％であり，経口薬でも吸収率に優れている．消化管機能が正常で，消化管からの吸収が十分な患者では，静注薬とほぼ同等の効果が期待できる．各薬剤の吸収率はオフロキサシン98％，シプロフロキサシン70％，レボフロキサシン99％，モキシフロキサシン90％とされている．

ほかの抗菌薬と比較して，組織移行性が良好である．髄液移行性についても静脈注射でのレボフロキサシンでは40％程度と報告されており，感受性を有していれば細菌性髄膜炎の代替薬としての使用は可能である．また，前立腺炎への移行性も優れている．

使用すべき臨床状況

1　スペクトラム

主にグラム陰性桿菌のカバーが可能であり，特に腸内細菌（*Escherichia coli*, *Klebsiella*, *Proteus*），緑膿菌を含む医療関連感染や免疫不全患者で問題となる"SPACE"といわれる菌（*Serratia*, *Pseudomonas*, *Acinetobacter*, *Citrobacter*, *Enterobacter*）をカバーする．新しい世代であるレボフロキサシンなどのレスピラトリーキノロンであれば，上記以外にグラム陽性球菌として，連鎖球菌，腸球菌，肺炎球菌，メチシリン感受性黄色ブドウ球菌（MSSA），マイコプラズマ，レジオネラ，クラミジアなどにもスペクトラムを有している．

ただし，有効であることと適応であることは必ずしも一致せず，MSSAには第1世代セフェム，肺炎球菌にはペニシリン，マイコプラズマにはマクロライド投与を

抗菌薬の構造でまとめる
7 ニューキノロン系薬

関連項目：シプロフロキサシンとレボフロキサシンとモキシフロキサシン(p149)

ポイント

- 細菌のDNA複製に必要な合成酵素を阻害し，殺菌的に働く．
- 濃度依存性抗菌薬であるため，1日の投与回数を少なくし，1回の投与量を多くすることで効果が発揮される．
- 生物学的利用率が非常に高く(90～95%)，経口薬でも静注と同等の効果が期待できる．
- 広域なスペクトラムを有しているが，本来はグラム陰性菌用の薬剤と考える．乱用による耐性菌増加が危惧されるため，投与する際は慎重に適応を考える．
- 制酸薬，下剤などの頻用薬と薬剤相互作用を有しているため注意する．また，QT延長やアキレス腱断裂の原因となることもある．
- 適応はレジオネラ症や緑膿菌感染症を想定する場合などに限られており，安易な使用は避ける．
- 抗結核作用をもつため，結核が除外しきれない場合の使用は慎重にすべきである．

作用機序

細菌のDNA複製に必要な合成酵素であるDNAトポイソメラーゼを阻害することで殺菌的に働く．トポイソメラーゼはⅠ～Ⅳまであり，グラム陰性菌ではトポイソメラーゼⅡ（DNAジャイレース）を，グラム陽性菌ではトポイソメラーゼⅣを阻害する．

PK/PDの特徴

キノロン系薬(表Ⅱ-14)は濃度依存性抗菌薬であり，1回あたりの最高血中濃度（ピーク濃度）で抗菌薬活性が決まり，血中濃度の高さが殺菌効果に反映される．また，

表Ⅱ-15 ニューキノロン系薬の適応例

1) レジオネラ症などの非定型肺炎カバーも想定している肺炎
2) 緑膿菌の関与を想定する肺炎，尿路・泌尿器感染症，腹腔内感染症などの敗血症
3) 緑膿菌の関与を想定する骨・軟部組織感染症（糖尿病性足壊疽など）
4) 発熱性好中球減少症の初期治療（特に軽症で外来でのフォローアップが可能なとき，状態が安定して経口に切り替えていく際など）
5) 旅行者下痢症
6) 多剤耐性結核および第一選択薬が無効な非結核性抗酸菌症
7) βラクタム系薬アレルギーのときの代替
8) 髄膜炎菌アウトブレイク時の曝露後予防，炭疽菌などバイオテロ時の予防投与

まず検討すべきであると考える．マイコプラズマに関しては昨今マクロライド耐性の問題が議論されており，キノロン系薬も選択肢の1つではあるが，耐性菌を生み出さないという観点からも，適応となる臨床状況は限られており，乱用を避けることが重要である．

各キノロン系薬のスペクトラムの違いなどの特徴は他項「シプロフロキサシンとレボフロキサシンとモキシフロキサシン」（p 149）を参照されたい．

2 具体的な適応

表Ⅱ-15にキノロン系薬の具体的適応を挙げる．そのなかでも，キノロン系薬に耐性を有する細菌は増えているため，自施設やその周囲における代表的な起炎菌に対するキノロン系薬の感受性の割合を理解しておくことが，初期治療を考えるうえで重要である．

3 慎重に適応を考えるべき場合

キノロン系薬は抗結核作用を有しており，結核の関与を想定する場合には単剤治療による耐性化や，中途半端な効果による診断の遅れが問題となるため，慎重に適応を考える必要がある．

βラクタム系薬が使用可能な状況では，経口薬の血中濃度の問題やアレルギーの問題などがなければβラクタム系薬を優先すべきである．

副作用，相互作用

　一般的にはキノロン系薬にアレルギーがある患者，小児，妊婦，授乳婦への使用は禁忌とされる．しかし，欧米では小児の難治性感染症（囊胞性線維症など）でキノロン系薬が使用されており，小児での安全性が徐々に認識されつつある．

1 副作用

　消化器症状（悪心・嘔吐，腹痛，下痢）や中枢神経症状（頭痛，めまい感，不眠，抑うつ，いらつき），光線過敏，腱炎（特にアキレス腱断裂）の報告がある．それ以外にもカリウムチャネルの阻害により心筋の再分極を阻害することでQT延長を引き起こし，重篤な不整脈であるtorsades de pointesの引き金となりうる．

2 薬剤相互作用

　シクロスポリン，ワルファリン，テオフィリンの血中濃度上昇を引き起こし，非ステロイド性抗炎症薬（NSAIDs）の併用で痙攣閾値を低下させ，痙攣を誘発する可能性がある．また，2価，3価金属（Fe, Mg, Zn, Al）は，キレート形成により腸管からのキノロン系薬の吸収低下を引き起こすため，MgやAlが含まれている制酸薬，下剤との併用にも注意を要する．

理解を深めるための問題（解答 p 211）

問題8　次の菌のうち，特別な耐性機序を獲得していない場合でも，レボフロキサシンの効果が乏しいと考えられるものはどれか．1つ選べ．

A *Pseudomonas aeruginosa*
B *Legionella pneumophila*
C *Streptococcus pneumoniae*
D *Bacteroides fragilis* group
E *Klebsiella pneumoniae*

参考文献

1) 青木　眞：レジデントのための感染症診療マニュアル，第2版，pp 154-161，医学書院，2007
2) 矢野晴美：絶対わかる抗菌薬はじめの一歩——一目でわかる重要ポイントと演習問題で使い方の基本をマスター，pp 105-115，羊土社，2010
3) 大野博司：キノロン系抗菌薬，IDATENセミナーテキスト編集委員会（編）：市中感染症診療の考え方と進め方（IDATEN感染症セミナー），pp 188-192，医学書院，2009
4) Hooper DC, et al：Quinolones, Mandell GL（ed）：Mandell, Douglas, and Bennett's Principles of Infectious Diseases, 7th ed, pp 487-510, Churchill Livingstone, Philadelphia, 2009

〔渋江　寧・岡　秀昭〕

抗菌薬の構造でまとめる
8 アミノグリコシド系薬

関連項目：ゲンタマイシンとトブラマイシンとアミカシン（p156）

ポイント

- 細菌の 30S リボソームに作用し，蛋白合成の最初のステップを抑制する殺菌性抗菌薬である．
- 緑膿菌を含むグラム陰性菌を主にカバーする．
- 濃度依存性抗菌薬である．
- 治療域と中毒域が近いため，血中濃度を測定しながら投与する．
- 感染性心内膜炎の治療では，βラクタム系薬と併用することがある．
- 肺への組織移行性は低く，髄膜移行性はない．

作用機序

蛋白合成阻害薬であり，細菌の 30S リボソームに作用し，蛋白合成の最初のステップを抑制する殺菌性抗菌薬である．

スペクトラム

1) 緑膿菌を含むグラム陰性菌が主体である
2) 一般的にグラム陽性菌のカバーはない．ただし，局所投与の皮膚軟膏などでは，グラム陽性菌に対しても使用する場合がある
3) 嫌気性菌のカバーはない

PK/PD 上の特徴

アミノグリコシド系薬（表Ⅱ-16）は濃度依存性抗菌薬（concentration-dependent agent）である．濃度，つまり最大血中濃度が臨床効果に重要である．1回投与量により，最大血中濃度が大きく影響を受けるため，1回投与量をしっかりと確保して投与を行うことが必要である．また，pharmacokinetics-pharmacodynamics（PK/PD）

表Ⅱ-16 主なアミノグリコシド系薬

ゲンタマイシン：ゲンタシン®
トブラマイシン：トブラシン®
アミカシン：アミカシン®

いずれも静注.

上，post antibiotic effect(PAE)という現象があり，濃度が対象微生物の最小発育阻止濃度(MIC)以下になっても，殺菌効果が持続する．この特性から，下記で述べる1回大量投与による1日1回投与が可能である．慣習的な「朝夕2回点滴」は薬物動態上，望ましくないことに留意してほしい．

投与方法

大きく2つの投与法がある．伝統的なやり方は，複数回投与法(multiple daily dose)である．また，1日1回投与法(once daily dose)は1990年代から施行され，腎機能障害を最小限にし，頻回投与による人件費コストを削減する目的で研究がなされてきた．

成人でも体重を基準に投与量を設定する．腎機能障害がある場合には，1回投与量と投与頻度を腎機能により調整する．ピーク値とトラフ値は，3回程度投与した後，体内の薬物動態が安定してから測定するとよい．

■複数回投与法(成人で腎機能が正常な場合)

ゲンタマイシン，トブラマイシン

1回1~1.7 mg/kgを8時間ごと(目標ピーク値4~10 μg/mL，目標トラフ値1~2 μg/mL)[1]．

アミカシン

1回7.5 mg/kgを12時間ごと(目標ピーク値20~35 μg/mL，目標トラフ値5~10 μg/mL)[1]．

■1日1回投与法(成人で腎機能が正常な場合)

ゲンタマイシン，トブラマイシン

1回5 mg/kgを24時間ごと．normogram(濃度と時間の関係図)から投与量を調整する．

アミカシン

1回15 mg/kgを24時間ごと．normogramから投与量を調整する．

使用すべき臨床状況

　現在，臨床現場でのアミノグリコシド系薬の使用頻度は，相対的に少なくなっている．以前と比べ，腎機能障害を起こさず，煩雑な血中濃度の測定が不要な別の抗菌薬が多く開発されてきたからである．そのような状況下で，現時点でもアミノグリコシド系薬が適応になる場面がある．その重要な適応について以下に述べる．

1 感染性心内膜炎の併用薬として

　感染性心内膜炎では，相乗効果を目的として，ペニシリン系薬のペニシリンG，アンピシリンとゲンタマイシンを併用することがある（特に下記の場合）．これは，ゲンタマイシンには臨床エビデンスがあり，トブラマイシンとアミカシンに対して腸球菌が自然耐性をもつことがあるためである．

■腸球菌による感染性心内膜炎の最適治療薬である

　腸球菌に対して，ゲンタマイシンが高度耐性📖（MIC＞500 または 2,000 μg/mL）を示さない場合，下記の併用を行う．

腸球菌がアンピシリンに感受性の場合

　アンピシリン（またはペニシリンG）＋ゲンタマイシンの併用6週間が標準治療である．

腸球菌がアンピシリンに耐性，バンコマイシンに感受性がある場合

　バンコマイシン＋ゲンタマイシンの併用6週間が標準治療である．

■緑色連鎖球菌による感染性心内膜炎

ペニシリンの MIC 0.12〜0.5 μg/mL の場合

　ペニシリンG 4週間＋最初の2週間はゲンタマイシン併用．

2 緑膿菌への相乗効果目的

　緑膿菌に対して，βラクタム系の抗緑膿菌作用薬とアミノグリコシド系薬（ゲンタマイシン，トブラマイシン，アミカシンなど）は，相乗効果を示すことが知られている．また，緑膿菌は耐性獲得が非常に早く，治療中に耐性化がみられるように

📖 **高度耐性**について：腸球菌は，もともとゲンタマイシンには耐性であるが，その耐性の程度が，上記の MIC の範囲でない場合には，併用可能という意味である．

なることも多い．そのため，血流感染などの重篤な感染症において，βラクタム系を併用することがある．

ただし，2剤併用が単剤使用に比べてアウトカムがよいかどうかは，以前から長期にわたり議論がある．明確な結論はなく，2剤併用は積極的には推奨されていない．

3 単剤使用の場合

βラクタム系薬などのほかの選択肢があるため，アミノグリコシド系薬を単剤で使用する場面はきわめて少なくなっている．使用しやすい場面として，透析患者の尿路感染などは代表的である．アミノグリコシド系薬は腎臓排泄であり，腎臓に濃度が集積することが知られている．

4 多剤耐性グラム陰性菌への使用

ピペラシリン・タゾバクタム，セフェピム，カルバペネム系薬，ニューキノロン系薬に耐性を有するグラム陰性桿菌が患者から検出された場合で，保菌ではなく，感染症を発症している場合には治療対象となる．その際，選択肢として，もしもアミノグリコシド系薬の感受性があれば，使用せざるをえない．注意すべき感染部位は，髄液，肺，前立腺などである．アミノグリコシド系薬には髄液移行性がないため，髄膜炎の治療はできない．また，肺への組織移行性は低いため，使用する場合には，高めのピーク値を設定する必要がある（ゲンタマイシン，トブラマイシンでは7〜8 μg/mL程度）．前立腺は多くの抗菌薬の組織移行性が低い臓器であり，留意が必要である（ST合剤，ニューキノロン系薬が代表的な選択薬である）．

副作用

最も重篤な副作用に，腎機能障害と不可逆性聴神経障害がある．アミノグリコシド系薬は治療域と中毒域が近いため，ピーク値とトラフ値を厳格にモニターして用量調整し，副作用の発現に注意する必要がある．特に感染性心内膜炎などで，数週間以上にわたり投与が必要な場合には，聴力検査も適宜，2週間ごとに行うのが望ましい．

理解を深めるための問題(解答 p 211)

問題 9 アミノグリコシド系薬の投与が最も望ましいのはどの場合か．1つ選べ．

A 入院中に発症した MRSA 肺炎
B 腸球菌による感染性心内膜炎
C 感受性が良好な緑膿菌による術後髄膜炎
D 入院中に発症した多剤耐性 *Acinetobacter* による肺炎
E MRSA による中心静脈カテーテル関連血流感染

●文献
1) David NG, et al(eds)：Sanford Guide to Antimicrobial Therapy, 43rd ed, Antimicrobial Therapy, Texas, 2013

●参考文献
1) 矢野晴美：絶対わかる抗菌薬はじめの一歩，羊土社，2010

（矢野晴美）

抗菌薬の構造でまとめる

9 マクロライド系薬

関連項目：アジスロマイシンとクラリスロマイシン(p184)

ポイント

- ◎ 細菌のリボソーム 50S に作用することによって，細菌の蛋白質合成を阻害し，静菌的に作用する．
- ◎ エリスロマイシンに比べ，アジスロマイシン，クラリスロマイシンは bio-availability が高い．
- ◎ 組織移行性がよく，血中よりも組織で高い薬剤濃度が維持される．
- ◎ 一般的にグラム陽性球菌に抗菌作用があるが，マイコプラズマ，クラミドフィラなど非定型肺炎の起因菌にも効果がある．
- ◎ バルトネラ，非定型抗酸菌，カンピロバクター，クラミジアなどに対しても効果があり，使用頻度は高い．
- ◎ 腸蠕動作用，抗炎症作用など抗菌作用以外の効果も報告されており，国内ではさまざまな臨床の場面で多用されている．
- ◎ 肺炎球菌，溶連菌などの薬剤耐性は進んでおり，その適正使用が必要である．

作用機序

マクロライド系薬(表Ⅱ-17)は，細菌のリボソーム 50S の一部を構成している 23S リボソーム RNA のドメイン V に結合し，蛋白合成のステップにおけるアミノ酸の延長を阻害することによって，その抗菌作用を示す[1]．その作用は静菌的(bac-

表Ⅱ-17 マクロライド系薬の化学構造式による分類と主な薬剤

14 員環	**エリスロマイシン**：エリスロシン®(静注，経口薬)，**クラリスロマイシン**：クラリス®，クラリシッド®(経口薬)*
15 員環	**アジスロマイシン**：ジスロマック®(静注，経口薬)*
16 員環	ジョサマイシン，ロキタマイシン

太字：臨床現場で多く使用されるもの
*アジスロマイシンとクラリスロマイシンはエリスロマイシンの質を改善させたもの．経口での吸収率の改善，長い半減期，より少ない消化器症状，そしてより広い抗菌スペクトラムを有する．

teriostatic)である．

PK/PDの特徴

マクロライド系薬のなかでも，エリスロマイシンに比べ，アジスロマイシン，クラリスロマイシンは生物学的利用率（bioavailability）が高い．また，組織移行性がよいため，血中よりも組織で高い薬剤濃度が維持されることが大きな特徴である．半減期は，それぞれエリスロマイシン1.5〜2時間，クラリスロマイシン2.4時間，アジスロマイシン2〜4日であり，特にアジスロマイシンでは，1日1回投与で，組織での高い薬剤濃度が維持される．

耐性のメカニズム

マクロライド系には，さまざまな耐性のメカニズムが知られている．通常，マクロライド系薬剤の1つに耐性であれば，ほかのマクロライド系薬剤にも耐性となる交差耐性を示す．その機序として，以下が代表的である[1]．
1) 薬剤の菌内への透過性低下
2) 薬剤排出ポンプの発現増加（*mefA* 遺伝子が関与）
3) リボソーム50Sのサブユニット23SリボソームRNAの変異（*erm* 遺伝子が関与，MLS_B 耐性と呼ばれる）

そのなかでも MLS_B 耐性は，ほかのクラスの抗菌薬との交差耐性を示し，*erm* 遺伝子の変異に伴う23SリボソームRNAの変異が，マクロライド系だけではなく，クリンダマイシンなどのリンコサミド系薬，ストレプトグラミン系薬にも耐性を示す．これは臨床的に重要で，メチシリン感受性の黄色ブドウ球菌の治療において，感受性結果でクリンダマイシンに感受性があり，エリスロマイシンに感受性がない場合，交差耐性がないかを確認しなくてはいけない．この検査をD-Test（double disk diffusion test，p 195 図Ⅲ-3参照）と呼び，陰性であればクリンダマイシンを使用することができるが，陽性であればクリンダマイシンに対する耐性が誘導される可能性があるので，特に長期投与を考慮する際には注意が必要である[2]．

スペクトラム，使用すべき臨床状況

マクロライド系薬が臨床の現場で第一選択薬となる疾患は数多くあるが，ここでは，代表的疾患についてまとめる（表Ⅱ-18）．

9 抗菌薬の構造でまとめる—マクロライド系薬

表Ⅱ-18 マクロライド系薬剤が第一選択となる疾患

疾患	起因菌	（マクロライド薬の適応）	コメント
非定型肺炎			
マイコプラズマ	Mycoplasma pneumoniae	(E, C, A)	マクロライド耐性の報告が増加
クラミドフィラ	Chlamydophila pneumoniae	(E, C, A)	以前は，クラミジアと呼ばれていた
レジオネラ	Legionella pneumophila	(A)	環境水からの感染
百日咳	Bordetella pertussis	(E, C, A)	成人での感染者が増加傾向
非定型抗酸菌感染症	Mycobacterium avium complex	(C, A)	HIV陽性患者での頻度が高い
キャンピロバクター腸炎	Campylobacter jejuni	(E, A)	
ヘリコバクター感染症	Helicobacter pylori	(C)	combination therapy の1剤として
クラミジア子宮頸管炎，尿道炎	Chlamydia trachomatis	(E, A)	
封入体結膜炎	Chlamydia trachomatis	(E, A)	新生児は産道感染，成人は水平感染
トラコーマ	Chlamydia trachomatis	(A)	発展途上国での新生児の失明の原因として重要
クラミジア肺炎	Chlamydia trachomatis	(E)	通常，生後6か月未満の児が罹患
軟性下疳	Haemophilus ducreyi	(A)	
ネコひっかき病	Bartonella henselae	(E, A)	
細菌性血管腫症 (Bacillary angiomatosis)，Trench fever	Bartonella henselae あるいは Bartonella quintana	(E, A)	

E：エリスロマイシン，C：クラリスロマイシン，A：アジスロマイシン

1 非定型肺炎（マイコプラズマ，クラミドフィラ，レジオネラなど）

通常の細菌性肺炎ではない非定型肺炎の第一選択薬である．特記すべきは，近年，国内におけるマイコプラズマ感染症において，マクロライド耐性株による感染症が増加していることである[3]．これは，マクロライド系薬剤が結合する場所の遺伝子の点変異によるものである．マクロライド耐性菌に対しては，テトラサイクリン系薬が効果があるが，8歳未満の小児には禁忌の薬剤である．キノロン系薬も試みられてはいるが，小児における使用は限られており，治療選択が難しい．また，キノロン系薬の使用による耐性菌の発生に関しては十分注意しなくてはならない．

2 百日咳

マクロライド系薬による百日咳患者に対する治療は，鼻咽頭からの細菌の除去，家族内の二次感染の防止に役立つ．しかし通常，治療を開始する頃には，カタル期を過ぎ，すでに鎮咳期に移行しているため，症状の軽減はほとんど期待できない．また，曝露後の予防投与として，濃厚接触者，家族内の接触者に使われる．エリスロマイシンを生後6週未満の児に対して使用する際は，肥厚性幽門狭窄症との関連があるので，その利点と欠点をよく理解し，使用を検討すべきである．

3 非定型抗酸菌感染症

クラリスロマイシンとアジスロマイシンは，非定型抗酸菌に対する作用があり，特にHIV陽性患者における非定型抗酸菌感染症に対して使用される．これらの薬剤を起因菌の同定なくして原因不明の肺炎の治療に使用すると，臨床効果をみる一方で，短期間の治療失敗例があり，再評価，再治療を必要とすることがあるため，注意が必要である．

副反応

1 エリスロマイシン

代表的副反応は，悪心，嘔吐，下痢などの腹部症状で，通常，高齢者に比べて，小児や若年成人に多くみられる．また，小児領域では，生後6週未満の児への投与で肥厚性幽門狭窄症が発症することが報告されている．それ以外にも稀ではあるが，アレルギー反応，胆汁うっ滞性肝炎，一過性の聴力障害，QT延長症候群に伴う心室性頻拍，偽膜性腸炎などもみられることがある．

2 クラリスロマイシン，アジスロマイシン

エリスロマイシンに比べて，副反応は稀で，腹部症状，肝炎などがみられる程度である．最近，心血管系疾患に高リスクの患者において，アジスロマイシンの投与が心血管系死亡のリスクを約2.9倍上げることが報告されており，これらの患者に投与する際には留意すべきである[4]．

相互作用

マクロライド系薬のもう1つの大きな特徴は，ほかの薬剤との相互作用である．これは，マクロライド系薬の代謝産物が肝臓のCYP3A系を阻害すること，また，マクロライド系薬がCYP3Aによって代謝されるためCYP3Aと競合し，CYP3A（特にCYP3A4）で代謝される薬剤の血中濃度を上昇させることが原因である．

多くの薬剤との相互作用が知られており，特に抗痙攣薬，免疫抑制薬（シクロスポリン，タクロリムスなど），ジゴキシン，ワルファリン，テオフィリンなどが挙げられる．また，重篤なものの例として，痛風の治療薬であるコルヒチンとの併用による致死的疾患，片頭痛薬であるエルゴタミンとの併用による四肢の虚血，血管攣縮，抗精神病薬であるピモジドとの併用によるQT延長症候群などが挙げられる．

アジスロマイシンは，ほかのマクロライド系薬剤に比べて相互作用がないのがその特徴であり，上記の薬剤を服用している際には，併用しやすい薬である．

エリスロマイシンの抗菌作用以外の効果

エリスロマシン，ならびに14員環系マクロライドは，モチリンレセプターを通じて，消化器の蠕動を亢進させたり，抗炎症効果をもたらすことも報告されている．代表的なものは，マクロライドの汎細気管支炎に対する治療である[5]．同時に実際の臨床の現場では，さまざまな疾患に対して短期，長期投与が行われている．これによって，肺炎球菌，溶連菌などの薬剤耐性率は大きな問題となっており[6]，適正使用がより求められる薬剤である．

理解を深めるための問題(解答 p 211)

問題 10 エリスロマイシン，クラリスロマイシンと比べて，アジスロマイシンにおいて特徴的なことは何か．1つ選べ．

A 経口投与時の吸収は悪い
B 非定型肺炎に対して，より臨床効果が高い
C 半減期が長く，1日1回投与でよい
D 副作用として，消化器症状が強い

E CYPで代謝されるため，ほかの薬剤との相互作用が多い

●文献

1) Long SS, et al：Principles and practice of pediatric infectious diseases, 3rd ed, Churchill Livingstone, Philadelphia, 2008
2) Woods CR：Macrolide-inducible resistance to clindamycin and the D-test. Pediatr Infect Dis J **28**：1115-1118, 2009
3) Okada T, et al：Rapid effectiveness of minocycline or doxycycline against macrolide-resistant *Mycoplasma pneumoniae* infection in a 2011 outbreak among Japanese children. Clin Infect Dis **55**：1642-1649, 2012
4) Ray WA, et al：Azithromycin and the risk of cardiovascular death. N Engl J Med **366**：1881-1890, 2012
5) Friedlander AL, Albert RK：Chronic macrolide therapy in inflammatory airways diseases. Chest **138**：1202-1212, 2010
6) Logan LK, et al：Macrolide treatment failure in streptococcal pharyngitis resulting in acute rheumatic fever. Pediatrics **129**：e798-802, 2012

〔齋藤昭彦〕

抗菌薬の構造でまとめる

10 テトラサイクリン系薬

関連項目：ドキシサイクリンとミノサイクリン(p177)

ポイント

- ◎ 細菌のリボソーム 30S に作用し，tRNA の結合を抑制することで蛋白質合成を阻害する静菌性抗菌薬である．
- ◎ グラム陽性菌，グラム陰性菌に幅広いスペクトラムをもつが，使用場面は限られる．
- ◎ 第一選択薬となる場面としては，クラミジア，リケッチア，ライム病，ブルセラ病などがある．
- ◎ ドキシサイクリン，ミノサイクリンともに bioavailability は良好である．

歴史・構造・作用機序

1953年に合成，報告された抗菌薬である．6員環が4つ(テトラ)連なった構造をしていることが名前の由来となっている[1]．細菌のリボソーム 30S に作用し，tRNA の結合を抑制することで蛋白合成を阻害し細菌の活動を停止させる．薬剤自体に直接の殺菌性はなく，細菌は活動停止後にヒトの免疫機構により駆逐される(静菌性抗菌薬)．

国内で用いられているテトラサイクリン系薬は，テトラサイクリン(アクロマイシン®)，ミノサイクリン(ミノマイシン®)とドキシサイクリン(ビブラマイシン®)である(表Ⅱ-19)．また，テトラサイクリン系薬に近い系統としてはグリシルサイクリン系薬(チゲサイクリン)がある．

耐性については，細胞内からのテトラサイクリン系薬のくみ出しポンプをエン

表Ⅱ-19　国内で使用されているテトラサイクリン系薬

第1世代	テトラサイクリン：アクロマイシン®(経口薬)
第2世代	ドキシサイクリン：ビブラマイシン®(経口薬)，ミノサイクリン：ミノマイシン®(経口薬，静注)

コードする遺伝子を外因性に獲得することによるものや，リボソームを防御する蛋白の変異によりテトラサイクリン系薬がリボソームに結合できなくなり抗菌活性を失うなどの機序がある．テトラサイクリン系薬がはじめて報告された1953年には，すでに耐性赤痢菌が，翌年には腸内細菌の耐性も報告された[1]．以降，多くの細菌で耐性が報告されている．

PK/PDの特徴

PK/PD（pharmacokinetics/pharmacodynamics）に関して，一部の菌に対しては濃度依存性で効果を発揮するという報告もあるが[1]，データは乏しい．動物モデルでは，薬剤の効果は血中濃度曲線下面積/最小発育阻止濃度（AUC/MIC）に最も依存している[2]．

生物学的利用率（bioavailability）についてはドキシサイクリン，ミノサイクリンともにほぼすべてが吸収されるとされており，良好である[1]．H_2ブロッカーやプロトンポンプ阻害薬（PPI）との併用では吸収は低下しないが，アルミニウム・マグネシウム製剤では低下するという報告もある．組織移行性は脂溶性に依存しており，「ミノサイクリン＞ドキシサイクリン」となる．ミノサイクリンとドキシサイクリンは主に肝臓で代謝され，テトラサイクリンは腎臓で代謝される．

スペクトラム

元々はグラム陽性菌・グラム陰性菌の多くに幅広い感受性があったが，今日では一般細菌における感受性率は低下傾向であり，ほかに選択すべき薬剤があることから，実際の適応は限定的となってきている．

一方，マイコプラズマ，クラミドフィラ（クラミジア），レジオネラなどの細胞壁をもたない非定型肺炎の起因菌，また梅毒スピロヘータやリケッチアなどに対する抗菌活性がある[3]．マラリアに対しても活性をもち，海外では予防薬として用いられている．

使用すべき臨床状況

スペクトラムが広く，さまざまな菌の感受性検査でsusceptive（感受性あり）と判定され，多様な感染症に適用できると思われがちであるが，多くの場合，ほかに第一選択となる薬剤がある．基本的にはβラクタム系薬が効かない微生物の一部に

用いられる．必然性のある適応以外は，第一選択薬としてはいけない[4]．

第一選択として用いられる場面

Q熱，リケッチア症，ライム病，エーリキア症，ブルセラ症，回帰熱．ほかに*Vibrio* spp. 感染症の一部でも選択される．

代替薬として用いられる場面

非定型肺炎を含む市中肺炎や，骨盤内炎症性疾患（PID），*Chlamydia trachomatis*による精巣上体炎や前立腺炎，レプトスピラ症，炭疽，動物咬傷，メチシリン耐性黄色ブドウ球菌（MRSA）・メチシリン耐性コアグラーゼ陰性ブドウ球菌（MRCNS）による慢性骨髄炎などの suppression therapy，βラクタムアレルギーがある場合の梅毒．

上記のうち，リケッチア・レプトスピラ・ブルセラ症など国内ではあまりみかけないが，海外ではときにみられる感染症であるため，テトラサイクリン系薬は帰国者の感染症〔特に人獣共通感染症（zoonosis）〕で活躍することがある．自然環境や野生動物などへの曝露により不明熱をきたす，重篤な状態に陥った帰国者が，最終的にミノサイクリンで改善するというケースも稀に経験する．ただし，この使い方は非常に限定的であり，通常は推奨しない．感染症診療の原則である「背景・臓器・微生物を考慮して鑑別疾患を挙げながら精査を進めるプロセス」を怠ってはならず，それは帰国者に対しても同様である．なお，帰国者の感染症については，診療経験が十分な近隣の施設に相談することを勧める．

国内では承認されていないが，海外ではドキシサイクリンはマラリアの予防薬でもある．また，価格もほかの予防薬と比較して（国によって状況は異なる）安い．しかし，屋外でマラリアが寄生している蚊に咬まれるリスクを考慮してドキシサイクリンを予防薬として用いたとしても，光線過敏症のリスクにも留意しなければならないというジレンマに陥る可能性がある[1]．

マイコプラズマ肺炎における適応

近年，マクロライド耐性のマイコプラズマ肺炎の報告が増え，「サンフォード感染症治療ガイド」などでもテトラサイクリン系薬が第一選択薬として記載されるようになった．日本国内でもマクロライド耐性の遺伝子をもったマイコプラズマ肺炎の比率が上がっているという報告もある[5]．ただし，試験管内において耐性遺伝子が確認されているということであり，臨床的にマクロライド系薬の効果がないとい

うわけではない．国内の大規模な調査の報告ではマクロライド系薬の有効率は90％以上であったとされている[6]．筆者は，現時点ではマイコプラズマ肺炎に対する治療においてはマクロライド系薬がまだ第一選択と考えており，テトラサイクリン系薬は代替薬として位置付けている．しばしば，抗菌薬をマクロライド系薬からミノサイクリンに変更した直後に症状や所見がよくなったようにみえる場合があるが，それが本当にミノサイクリンの抗菌活性の恩恵によるものかどうかを考える必要がある．そもそも多くがself-limitedな疾患であるため，時間が経ってよくなった可能性や，マクロライド系薬が遅れて効いてきた可能性，これらに加えて前述の抗炎症作用により症状や所見がよくなってきている可能性がある．重症例などにおいては耐性を考慮した薬剤選択が必要な状況もあり，特に小児などではテトラサイクリン系薬による副作用などのデメリットも踏まえて慎重に検討する必要がある．

免疫抑制作用

先述の抗菌活性以外に，Tリンパ球増殖作用[7]や関節リウマチへの効果も報告されている．ほかの免疫抑制薬と比較して効果は今のところ高くはないとのことであるが，感染症に対してミノサイクリンを投与することで臨床所見がよくなったとしても，実は抗菌活性以外の要素が改善をもたらしている可能性を考慮する必要がある．

副作用

カルシウムなどの金属イオンに対する強力なキレート作用のため，成長中の骨への影響があり，歯牙の黄染が問題となる．このため，妊婦や8歳未満の小児に対する投与は禁忌となっている．また，光線過敏症も報告されており，内服中は直接日光に当たらないように注意する．ミノサイクリンではめまいにも注意する必要がある．そのほかには，消化器症状や肝障害・腎障害なども報告されている．

ヒト以外への使用

家畜に抗菌薬を使用することで，家畜と栄養を取り合っている腸内細菌を減少させ，結果として家畜の体重を増やすことができるとの報告[8]があり，家畜の体重増加薬として世界中で抗菌薬が使用されてきた．家畜に使われる抗菌薬にはさまざまなものがあるが，そのなかでもテトラサイクリン系薬の販売量は第1位である．近年では，これによる自然界や家畜における耐性菌による汚染の問題が指摘されるよ

うになり，欧州では2007年より上記の目的で抗菌薬を使用することが禁止された．米国ではまだ使用は禁止されていないが，肥料に抗菌薬を入れないと宣言する企業も出てきている．

国内でも，体重増加の目的で家畜への使用が認可されている抗菌薬の種類は減少しているが，いまだに多くの抗菌薬が用いられている．

理解を深めるための問題(解答 p 212)

問題 11 テトラサイクリン系薬が第一選択になる状況として，適切なものはどれか．1つ選べ．いずれもすべての系統の抗菌薬に対するアレルギーがないものとする．

A 妊婦の市中蜂窩織炎
B 乳児の市中肺炎
C 成人男性のリケッチア症
D 入院中の成人女性のカテーテル関連血流感染症
E 入院中の高齢女性の腎盂腎炎

● 文献

1) Grayson ML, et al：Kucers' The Use of Antibiotics 6th ed―A Clinical Review of Antibacterial, Antifungal, Antiparasitic, and Antiviral Drugs. CRC Press, Florida, 2010
2) Craig WA：Pharmacokinetic/pharmacodynamic parameters：rationale for antibacterial dosing of mice and men. Clin Infect Dis **26**：1-10, 1998
3) Klein NC, Cunha BA：Tetracyclines. Med Clin North Am **79**：789-801, 1995
4) 青木　眞：レジデントのための感染症診療マニュアル　第2版，pp 44-336, 医学書院，2007
5) Miyashita N, et al：Macrolide-resistant Mycoplasma pneumoniae in adolescents with community-acquired pneumonia. BMC Infect Dis **12**：126, 2012
6) Goto H：Multicenter surveillance of adult atypical pneumonia in Japan：its clinical features, and efficacy and safety of clarithromycin. J Infect Chemother **17**：97-104, 2011
7) Kloppenburg M, et al：The influence of tetracyclines on T cell activation. Clin Exp Immunol **102**：635-641, 1995
8) 農林水産省消費・安全局：抗生物質の使用と薬剤耐性菌の発生について―家畜用の抗生物質の見直し
http://www.maff.go.jp/j/syouan/johokan/risk_comm/r_kekka_iyaku/h151110/pdf/031110_giji.pdf

（相野田祐介）

投与経路でまとめる

11 経口抗菌薬の使い方

ポイント

- 経口抗菌薬選択時には生物学的利用率の考え方が重要である．
- キノロン系薬は薬物相互作用により，消化管からの吸収が極端に低下することに注意する．
- 第2，3世代セフェム系薬ではbioavailabilityが低い．
- 市中感染症で特に頻度の高い，上気道感染症（急性咽頭炎，副鼻腔炎），下気道感染症（肺炎，COPD急性増悪），尿路感染症，皮膚軟部組織感染症，急性下痢症，動物咬傷で経口抗菌薬を上手に使いこなせる．

経口抗菌薬を処方する際に考慮すべき点

経口抗菌薬を処方する際に考慮すべき点は，以下の4つである．
1) 投与回数：投与回数ができるだけ少ないものを選ぶ
2) 生物学的利用率（bioavailability）：静注抗菌活性と比較して，どの程度効果があるか
3) ほかの内服薬との相互作用
4) 患者への優しさ：外来フォローのため予測可能かつ限りなく副作用が少ない抗菌薬を選ぶ

これらのうち特に2）生物学的利用率が内服抗菌薬をうまく使いこなすためのキーだと考えている．表Ⅱ-20に生物学的利用率が良好な経口抗菌薬を示す．また，その特徴について表Ⅱ-21にまとめる．

一方で，現在国内の外来診療で汎用されている広域セフェム系抗菌薬（第2，3世代）は生物学的利用率が低く（表Ⅱ-22），臨床試験において経口第1世代セフェムと同等程度の効果しかないことにも注意が必要である．

表Ⅱ-20　生物学的利用率が良好な経口抗菌薬

経口抗菌薬	生物学的利用率
ペニシリン系：アモキシシリン	90%
セフェム系：セファレキシン	90〜99%
ニューキノロン系*：レボフロキサシン，モキシフロキサシン	90〜99%
テトラサイクリン系：ドキシサイクリン，ミノサイクリン	93〜95%
ニトロイミダゾール系：メトロニダゾール	100%
葉酸代謝拮抗薬：ST合剤	98%
リンコサミド系：クリンダマイシン	90%
オキサゾリジノン系：リネゾリド	100%

*薬物相互作用により吸収が低下するため注意する．

外来で経口抗菌薬による治療を行う場合

以下の臨床感染症アプローチを大切にする必要がある．
①患者の訴え・身体所見から感染臓器を決定する
②その感染臓器で問題となる起因微生物をリストアップする
③それに対して内服で十分に効果がある抗菌薬を処方する

外来でよくある感染症とその起因微生物については表Ⅱ-23を参照してほしい．読者には表Ⅱ-23の9つの外来感染症の診断と頻度の高い起因微生物を常にリストアップできるようにしていただきたい．急性咽頭炎，急性中耳炎，急性副鼻腔炎，急性下痢症ではウイルスの可能性を常に考慮し，はたして自分の処方している抗菌薬に意味があるかどうかを自問自答してほしい．

入院患者の感染症の場合，empiric therapyでは想定される感染臓器で問題となる起因微生物をもれなくカバーするよう抗菌薬を選択する必要があるのに対し，外来では問題となる感染臓器ごとに最も多い起因微生物をリストアップし，"最も頻度が高い起因微生物"を絶対に外さない抗菌薬を選択することが重要である．表Ⅱ-24に経口抗菌薬で外来治療が可能な感染症と選択すべき抗菌薬を挙げる．各施設に置いてある経口抗菌薬を見直すきっかけにしてほしい．

経口抗菌薬の注意すべき薬物相互作用は表Ⅱ-21および表Ⅱ-25を参照してほしい．

表Ⅱ-21 生物学的利用率（bioavailability）が良好な経口抗菌薬の特徴

	規格	bioavailability	効かせるための標準量	副作用	コメント
アモキシシリン サワシリン®	125・250 mg/1 Cap	90%	500～1,000 mg×3 （保険適用量：250 mg×3～4）	頻繁：皮疹 ときどき：下痢，偽膜性腸炎，過敏反応	・上気道・下気道の治療薬としてはスタンダード
アモキシシリン・クラブラン酸 オーグメンチン®	250 mg・125 mg/1 T	90%・60%	500 mg/125 mg×3 または 875 mg/125 mg×2（250 mg×3～4）	頻繁：皮疹 ときどき：下痢，偽膜性腸炎，過敏反応，肝機能障害	・静注ペニシリン・βラクタマーゼ阻害薬合剤（アンピシリン・スルバクタム）内服のイメージ ・世界標準量で用いるために，アモキシシリン 250 mg にアモキシシリン・クラブラン酸 250 mg/125 mg を加えて処方することが多い
セファレキシン ケフレックス®	250 mg/1 Cap	99%	500～1,000 mg×4（250 mg×4，重症例 500 mg×4）	ときどき：下痢，偽膜性腸炎，過敏反応	・口腔内，気道内への移行性良好 ・セファゾリン（静注第1世代セフェム）内服のイメージ
ミノサイクリン ミノマイシン®	50・100 mg/1 Cap	95%	初回 200 mg，その後 100 mg×2 ＊ローディングすることが大切 （初回 100～200 mg，以後 100 mg×1～2）	頻繁：歯肉着色（特に8歳以下の小児） ときどき：食道炎，肝炎，消化器症状（悪心・嘔吐，腹痛），光線過敏症	・妊婦・小児への投与は控える ・ブドウ球菌への活性：ミノサイクリン＞ドキシサイクリン ・コップ1杯の水で内服．場合によっては食事と一緒に内服
ドキシサイクリン ビブラマイシン®	50・100 mg/1 T	93%	200 mg×2 を3日間，その後 100 mg×2 ＊ローディングすることが大切 （初日 200 mg×1 もしくは 100 mg×2，2日目より 100 mg×1）	頻繁：歯肉着色（特に8歳以下の小児） ときどき：食道炎，肝炎，消化器症状（悪心・嘔吐，腹痛），光線過敏症	・妊婦・小児への投与は控える ・肺炎球菌への活性：ドキシサイクリン＞ミノサイクリン ・コップ1杯の水で内服．場合によっては食事と一緒に内服
レボフロキサシン クラビット®	250・500 mg/1 T	99%	500～750 mg×1 500 mg×1	ときどき：悪心・嘔吐，下痢，倦怠感，不眠，めまい感，QT延長 稀：過敏反応，光線過敏症，肝機能障害，腱断裂，痙攣	・妊婦・小児への投与は控える ・キノロン耐性淋菌が増えており，性行為感染症への投与は注意が必要 ・制酸剤・下剤を併用するときは 2, 3 時間投与間隔をあける ・結核にも効果があるため，結核が疑われる下気道感染症に使用する際には注意が必要

（つづく）

表Ⅱ-21 生物学的利用率(bioavailability)が良好な経口抗菌薬の特徴(つづき)

	規格	bioavail-ability	効かせるための標準量	副作用	コメント
クリンダマイシン(ダラシン®)	150 mg/1 Cap	90%	150~450 mg×3~4 (150 mg×4, 重症例 300 mg×3)	頻繁：下痢, 消化器症状(悪心, 嘔吐, 腹痛) ときどき：偽膜性腸炎, 皮疹	薬物相互作用：テオフィリン血中濃度↑, 偽膜性腸炎の発生頻度：内服＞点滴静注. 骨・関節への移行性良好, 膿瘍への移行性良好
トリメトプリム・スルファメトキサゾール(ST合剤)(バクタ®)	80 mg/400 mg/1 T	98%	2 T×2 (PCP, ノカルジア：3~4 T×3)	頻繁：皮疹 ときどき：発熱, 悪心・嘔吐, 下痢, 光線過敏症, 肝機能障害, 高カリウム血症, 骨髄抑制 稀：Stevens-Johnson症候群, TEN	薬物相互作用：ワルファリンのPT-INR↑, フェニトイン血中濃度↑, シクロスポリン血中濃度↓, 連鎖球菌(肺炎球菌以外), 腸球菌には無効 炎症のない組織・中枢神経系への移行性良好
メトロニダゾール(フラジール®)	250 mg/1 T	100%	250 mg×4, 500 mg×3	頻繁：消化器症状(悪心・嘔吐, 下痢), 味覚異常, 頭痛, 黒色尿 ときどき：末梢神経麻痺, 小脳失調, ジスルフィラム様症状, 不眠	薬物相互作用：ワルファリンのPT-INR↑ 中枢神経系への移行性良好, 嫌気性菌のみカバーするため必ず好気性菌カバー薬との併用を行う
リネゾリド(ザイボックス®)	600 mg/1 T	100%	600 mg×2	ときどき：2週間以上使用すると白血球減少, 血小板減少, 貧血 稀：乳酸アシドーシス, 眼・末梢ニューロパチー	2週間以上使用する際は血算・眼科フォロー 薬物相互作用：SSRIでセロトニン症候群, リファンピシンと併用で血中濃度↓
モキシフロキサシン(アベロックス®)	400 mg/1 T	90%	400 mg×1	ときどき：悪心・嘔吐, 下痢, 倦怠感, 不眠, めまい感, QT延長 稀：過敏反応, 光線過敏症, 肝機能障害, 腱断裂, 痙攣	妊婦・小児への投与は控える キノロン耐性淋菌が増えており, 性行為感染症への投与は注意が必要 制酸剤, 下剤を併用するときは2,3時間投与間隔をあける 結核にも効果があるため, 結核が疑われる下気道感染症に使用する際には注意が必要

セフカペンピボキシル(ケフレックス®)と同等の効果があり、かつ投与回数が2回/日ですんでいたセフチブテン ドロキシル(ドルセファン®)は残念ながら2011年製造中止となった。
PCP：ニューモシスチス肺炎, TEN：中毒性表皮壊死融解症, SSRI：選択的セロトニン再取込み阻害薬

表Ⅱ-22 セフェム系経口薬の生物学的利用率

第1世代
・セファレキシン　99%

第2世代
・セフロキシム　52%
・セファクロル　80%

第3世代
・セフィキシム　50%
・セフジニル　16%
・セフポドキシム　50%
・セフジトレン・ピボキシル　16%
・セフチブテン　80%

表Ⅱ-23 外来でよくある感染症とその起因微生物

外来感染症	頻度が高い起因微生物
急性中耳炎	ウイルス，肺炎球菌
急性副鼻腔炎	ウイルス，肺炎球菌
急性咽頭炎	ウイルス，A群溶血性連鎖球菌
気管支炎	ウイルス，肺炎球菌，百日咳(アウトブレイク時)
肺炎	肺炎球菌，マイコプラズマ，口腔内連鎖球菌(誤嚥)
尿路感染症	大腸菌
急性下痢症	多くはウイルス，サルモネラ，カンピロバクター
皮膚軟部組織感染症(丹毒・蜂窩織炎)	黄色ブドウ球菌，A群連鎖球菌
動物咬傷(ヒト，ネコ，イヌ)	皮膚常在菌(黄色ブドウ球菌，連鎖球菌)，口腔内複数菌，イヌ・ネコではパスツレラも考慮

表Ⅱ-24　経口抗菌薬で外来治療が可能な感染症と選択すべき抗菌薬

感染症	第一選択薬	第二選択薬
中耳炎	アモキシシリン	アモキシシリン・クラブラン酸, ST合剤, 第2・3世代セフェム, アドバンスト・マクロライド[*2]
連鎖球菌性咽頭炎	アモキシシリン	マクロライド, 第1世代セフェム, クリンダマイシン
副鼻腔炎	アモキシシリン	ST合剤, アモキシシリン・クラブラン酸, 第2・3世代セフェム
動物咬傷・ヒト咬傷	アモキシシリン・クラブラン酸	第2世代セフェム, ドキシサイクリン
歯肉炎・歯肉蜂窩織炎	アモキシシリン	クリンダマイシン, セファレキシン, アジスロマイシン
市中肺炎[*1]	(アモキシシリンか第2・3世代セフェム±マクロライド)ないしニューキノロン	アモキシシリン・クラブラン酸, 第2・3世代セフェム, ドキシサイクリン
気管支炎[*3]（基本的には抗菌薬不要）	ドキシサイクリン, アモキシシリン	アドバンスト・マクロライド[*2], ニューキノロン, ST合剤, 第2・3世代セフェム
皮膚軟部組織感染（丹毒・蜂窩織炎）	第1世代セフェム	アドバンスト・マクロライド[*2], セフポドキシム, セフジニル, アモキシシリン・クラブラン酸
尿路感染症	ニューキノロン	アモキシシリン, ST合剤, 第1・2世代セフェム

[*1] 欧米ではマクロライド系が第一選択になっているが, 日本ではマクロライド耐性肺炎球菌が70%程度存在するため, 第一選択として単剤治療は不適切な場合が多く, あえてアモキシシリンか第2・3世代セフェム±マクロライドとしている.
[*2] アドバンスト・マクロライド＝クラリスロマイシン, アジスロマイシン
[*3] 気管支炎で抗菌薬投与が必要となるのは, 慢性呼吸器疾患（肺気腫, 慢性気管支炎, 気管支拡張症, びまん性汎細気管支炎など）の既往のある場合や地域で百日咳がアウトブレイクしており病初期治療（マクロライドかST合剤）の場合に限る.

表Ⅱ-25　経口抗菌薬の注意すべき薬物相互作用

相互作用に注意すべき組み合わせ	何が起こるか？
ニューキノロンとNSAIDs	痙攣誘発
ニューキノロンと制酸剤・下剤（Mg, Ca, Al）	吸収の著明な低下
ニューキノロンとプロトンポンプ阻害薬	偽膜性腸炎発生率↑
ニューキノロンとⅠa, Ⅲ群抗不整脈薬	QT延長, Torsades de pointes
アモキシシリンとアロプリノール	皮疹
マクロライド（アジスロマイシン以外）とテオフィリン	痙攣誘発
リファンピシンと経口避妊薬ピル	避妊の失敗

理解を深めるための問題(解答 p 212)

問題 12 以下の抗菌薬のうち生物学的利用率(bioavailability)が極端に低いものはどれか．1つ選べ．

A アモキシシリン
B ドキシサイクリン
C ST 合剤
D セフジニル
E リネゾリド

参考文献

1) Mandell LA, et al：Infectious Diseases Society of America/American Thoracic Society consensus guidelines on the management of community-acquired pneumonia in adults. Clin Infect Dis **44**(S2)：S27-S72, 2007
2) Stevens DL, et al：Practice guidelines for the diagnosis and management of skin and soft-tissue infections. Clin Infect Dis **41**：1373-1406, 2005
3) Warren JW, et al：Guidelines for antimicrobial treatment of uncomplicated acute bacterial cystitis and acute pyelonephritis in women. Infectious Diseases Society of America. Clin Infect Dis **29**：745-758, 1999
4) 大野博司：感染症入門レクチャーノーツ，医学書院，2006

(大野博司)

III

薬剤同士の"違い＝個別性"を理解して実践的な使い分けを習得する

① ペニシリンGとアンピシリン

> **ポイント**
> - ◎ ペニシリンGが使用できる疾患であればペニシリンG, アンピシリンを積極的に使用する.
> - ◎ ペニシリンGに感受性がある場合はde-escalationを積極的に行う.
> - ◎ 時間依存性の薬剤であるため, しっかり必要回数を投与する. 持続投与を検討してもよい.
> - ◎ ペニシリンGに対するアレルギーは, それが本物かしっかり確認する.
> - ◎ ペニシリンGよりもアンピシリンのほうがより活性が高いものに腸球菌があり, 第一選択薬である.

PCGが使用される臨床状況(表Ⅲ-1)

　ペニシリンG(PCG)は世の中に出た最初の抗菌薬と信じられがちだが, 実はそうではなくサルバルサンが最初である. とはいえ, 感染症の歴史を劇的に変えた抗菌薬であることに変わりはない. PCG〔ペニシリンGカリウム(静注), バイシリン®(経口)〕は抗菌薬の基本中の基本であり, きちんとde-escalationを行っていれば使用頻度も高い.「○○万単位」という用量表記が取っ付きにくさを感じさせるが, PCG 160万単位がPCG 1 gであるため, 200万単位であれば1.25 gといった具合にザックリ把握しよう.

1 グラム陽性球菌

　PCGの多くは確定治療(definitive therapy)で使用されるが, 抗菌薬曝露がほとんどない高齢者の誤嚥性肺炎であればempiricに使用できる場合もある.

A群溶血性連鎖球菌(A群溶連菌)

　100%ペニシリンに感受性があるため, A群溶連菌による壊死性筋膜炎はPCG

表Ⅲ-1 ペニシリンGとアンピシリンのスペクトラムと有効性

	耐性機構	ペニシリンG	アンピシリン*
A群連鎖球菌	PBPによる抗菌薬結合阻害	有効	有効
B, C, G群連鎖球菌	PBPによる抗菌薬結合阻害	有効(感受性があれば)	有効(感受性があれば)
Viridans streptococci	PBPによる抗菌薬結合阻害	有効(感受性があれば)	有効(感受性があれば)
肺炎球菌	PBPによる抗菌薬結合阻害	肺炎であればほとんど有効	肺炎であればほとんど有効

*アンピシリンはペニシリンに比べるとグラム陽性菌への活性がやや低下するが，腸球菌の活性はより高い．リステリアにおいても第一選択となる．

2,400万単位/日で治療を行う．

B, C, G群溶血性連鎖球菌

稀にペニシリン感受性の低下が報告されている．したがって，感染性心内膜炎や菌血症では感受性が判明するまではバンコマイシンを投与することもある．

Viridans streptococci

稀にペニシリン感受性の低下が報告されており，特に移植患者の菌血症などの場合，耐性度が高いこともあり注意が必要である．これに含まれる *Streptococcus anginosus*(milleri group として知られていたもの)は単独でも膿瘍を形成するが，PCGに対する耐性はほとんどない．

Peptostreptococcus spp.

横隔膜上に存在する嫌気性菌であり，基本的にはペニシリンの感受性は良好であるが，これらもときに低感受性である．

肺炎球菌

2008年にブレイクポイントが改定され，髄膜炎と非髄膜炎に分類されるようになった．これにより，肺炎であればほとんどの場合はペニシリン感受性肺炎球菌(penicillin sensitive *Streptococcus pneumoniae*：PSSP)になる．稀に耐性があったとしても penicillin intermediate *Streptococcus pneumoniae*(PISP)であり，真の耐性はきわめて稀である．基本的にPCGで治療することが可能である．

2 グラム陽性桿菌

Actinomyces，破傷風の原因菌である *Clostridium tetani* は PCG で治療可能であ

る.また,稀な感染症ではあるが,養豚業者などでみられる皮膚軟部組織感染症の原因菌である *Erysipelothrix rhusiopathiae* でも PCG を使える(豚丹毒).

3 グラム陰性菌

ペニシリンで治療を行う代表的なグラム陰性球菌は,髄膜炎菌,淋菌である.

髄膜炎菌

基本的に PCG 感受性である.ただ,グラム染色で確定診断を行うことはできないため,髄膜炎菌による髄膜炎が疑われた場合は empiric にはセフトリアキソンで治療を開始することが多い.

淋菌

キノロン耐性が進み,ペニシリナーゼ産生も多くみられるため,第 3 世代セフェムで治療を開始するが(これも近年では耐性菌が見つかっている),感受性があれば PCG を使用できる.

グラム陰性桿菌でネコやイヌ咬傷で菌血症の起炎菌となる *Pasteurella multocida*, *Capnocytophaga canimorsus* は,β ラクタマーゼ産生が報告されているものの,ペニシリン感受性であることが多い.

4 梅毒

Treponema pallidum も PCG に対して 100% 感受性を保っている.しかし,ベンジル PCG や procain PCG が使用できない本邦では,第 1,第 2 期梅毒はアモキシシリン(AMPC)と,AMPC の尿中排泄を抑制し血中濃度を上昇させるプロベネシドの内服で治療を行う(AMPC 1 g 3 回/日+プロベネシド 500 mg 2 回/日).神経梅毒には PCG 2,400 万単位/日の経静脈投与が必要である.

ABPC が使用される臨床状況(表Ⅲ-1)

1 ABPC を選択する状況とは

アミノ基の付いたアミノペニシリンであるアンピシリン(ABPC,ビクシリン®)はグラム陰性桿菌への活性が広がったものであるが,グラム陽性菌への活性はペニシリンに比べるとやや低下する.

PCG よりも ABPC のほうがより活性が高いものに,腸球菌がある.*Enterococcus*

faecalis の尿路感染症や菌血症の場合は，ABPC で治療を行う．また，グラム陽性桿菌であるリステリア菌は髄膜炎などの起炎菌となるが，ABPC が第一選択である．

2 AMPC が使用される臨床状況

ABPC に水酸基が付いて吸収がよくなったものが AMPC（サワシリン®）である．スペクトラムは ABPC と同じである．

AMPC は腸管からの吸収が非常に良好であり，90％が血中に移行するため内服薬としても優れている．AMPC の適応は，A 群溶連菌による急性咽頭炎の内服治療，肺炎球菌や連鎖球菌が主な起炎菌となりうる急性中耳炎，急性副鼻腔炎である．また，*Helicobacter pylori* の除菌療法のレジュメにも AMPC が含まれている．感染性心内膜炎の予防をする際にも AMPC の内服は推奨されている（歯科治療時など）．

一方，PCG の経口薬（ベンジル PCG：バイシリン®）は，酸に不安定で生物学的利用率（bioavailability）が低いのが難点である．海外では腸管からの吸収が安定しているペニシリン V が使われているが，本邦では承認されていないため，AMPC で代用しているのが実情である．ただし，伝染性単核球症の場合は AMPC で 90％に皮疹が出てしまうため，その可能性がある場合はベンジル PCG のほうがよいだろう．A 群溶連菌性咽頭炎は重篤でなければ治療可能なことが多い[1]．

de-escalation をしっかりと行おう

大腸菌や *Klebsiella* spp. などのグラム陰性桿菌はペニシリン耐性を獲得していることが珍しくない．また，腸チフスの原因となる *Salmonella typhi*, *S. paratyphi* も感受性がある場合があり，感受性が判明した時点で de-escalation を行うべきである．

ブドウ球菌菌血症にペニシリンは使用できるか

稀ではあるが，メチシリン感受性ブドウ球菌（MSSA）でペニシリンが感受性と判明する場合がある．しかし，使用中に β ラクタマーゼを産生する場合があり，自動判定機器でペニシリン感受性と判定された場合でも Clinical and Laboratory Standards Institute（CLSI）は β ラクタマーゼ産生の確認試験を行うよう推奨している．

具体的には，β ラクタマーゼ非産生の確認のためには，セフィナーゼ試験または

zone edge of penicillin disk test（ペニシリン10μgのディスクで，視覚的に阻止円の端がモヤモヤする＝βラクタマーゼ陰性，シャープな感じになる＝βラクタマーゼ陽性）という試験を行い[1]，いずれかの試験でβラクタマーゼ非産生を確認できれば，ペニシリン（PCGやABPC）で治療できる．セフィナーゼ試験は多くの検査室で行われているが，感度が高くなく，zone edge of penicillin disk testは一般的に行われている検査ではない．そのため，現時点でβラクタマーゼを検出できる施設は限られており，自施設で行っていなければペニシリンはMSSAに対して使用できないと判断したほうがよいだろう．

中枢神経への移行

PCG，ABPCともに炎症が起きている髄膜では透過性が亢進し，排泄も低下する．そのため，炎症が改善してくると濃度は低下してくるものの，髄膜炎菌や肺炎球菌（髄膜炎におけるペニシリン感受性肺炎球菌）による髄膜炎や神経梅毒を治療できる濃度には達するとされている[2]．

投与法

1 用法・用量（表Ⅲ-2）

ペニシリンは時間依存性の薬剤である．したがって，腎機能が良好である限り，頻回の投与が必要となる．

PCGは通常100万〜400万単位を4〜6時間ごと，ABPCは2gを6時間ごとに投与する．ただし，菌血症では2gを6時間ごと，感染性心内膜炎，髄膜炎では2gを4時間ごとに投与する．重症感染症に関しては，ほかのβラクタム系薬と同様に持続投与が検討されている．動物実験では持続投与の有効性が示されている[3]．

PCGの投与量には幅がある．mininum inhibitory concentration（MIC）が4μg/mL未満（PSSP，PISP）の肺炎球菌による肺炎であれば1回量は200万単位でよいが，感受性が判明するまでは1,200万〜2,400万単位/日で開始することが推奨されている[4]．

感染性心内膜炎や神経梅毒であれば1回量として400万単位は必要となる．

表Ⅲ-2　ペニシリンGとアンピシリンの処方例と特徴

	ペニシリンG	アンピシリン
標準使用量	静注：100万〜400万単位4〜6時間ごと 心内膜炎，髄膜炎，重症感染症：400万単位4時間ごと 経口：1g6時間ごと	静注：2g6時間ごと 心内膜炎，髄膜炎：2g4時間ごと 経口：250〜500mg6時間ごと
保険適用量	化膿性髄膜炎：1回400万単位1日6回静注 感染性心内膜炎：同上．なお，1回500万単位，1日3,000万単位まで 梅毒：300万〜400万単位を1日6回静注 上記以外の適応：30万〜60万単位を1日2〜4回静注	筋注：1回250〜1,000mgを1日2〜4回 静注：1日1〜2g　分1〜2 静注（点滴）：1日1〜4g　分1〜2
bioavailability	15%	90%
血中濃度ピーク	20〜50μg/mL（160万単位筋注後）	47μg/mL（2g静脈投与1時間後）
血中半減期	30分	1時間
脳脊髄液への移行性	5〜10%	13〜14%
排泄経路	腎臓	腎臓
副作用	過敏反応，薬剤熱，クームス陽性，静脈炎，アナフィラキシー，溶血性貧血，血小板減少，白血球減少，間質性腎炎，肝障害，痙攣	発疹（特に伝染性単核球症，慢性リンパ性白血病），過敏反応，薬剤熱，静脈炎，クームス陽性，溶血性貧血，白血球減少，血小板減少，痙攣，間質性腎炎，肝障害
ほかの薬剤との相互作用	なし	経口避妊薬
妊娠時の安全性（FDAカテゴリー）	B：動物実験では胎児に対するリスクが確認されていないが，妊婦に対する適切な，対照のある研究が存在しないもの．または，動物実験で有害な作用が確認されているが，妊婦による対照のある研究では，リスクの存在が確認されていないもの	
腎障害がある場合の用量調節	・Ccr 10〜50：神経梅毒，心内膜炎など200万〜300万単位4時間ごと．軽症〜中等症疾患100万〜150万単位4時間ごと ・Ccr <10：神経梅毒，心内膜炎など200万単位4〜6時間ごと．軽症〜中等症疾患100万単位6時間ごと ・血液透析：神経梅毒，心内膜炎など200万単位4〜6時間ごと，透析日は透析後に50万単位追加．軽症〜中等症疾患100万〜150万単位4時間ごと ・腹膜透析：神経梅毒，心内膜炎など200万単位4〜6時間ごと．軽症〜中等症疾患100万単位6時間ごと ・血液ろ過：データなし．重症疾患では200万〜300万単位4時間ごとを考慮．軽症〜中等症疾患150万単位6時間ごと	・Ccr 10〜50：静注1〜2g　6〜8時間ごと，経口薬は調整の必要なし ・Ccr <10：静注1〜2g　8〜12時間ごと，経口薬は調整の必要なし ・血液透析：静注1〜2g　8〜12時間ごと，透析日は透析後に投与 ・腹膜透析：250mg〜2g　12時間ごと ・血液ろ過：2〜6g　12時間ごと

使用上の注意

長時間室温に置くと失活するため，26℃であれば12時間ごとぐらいで溶解液を交換する必要がある(36℃では12時間後には60%が失活)[5]．また，本邦のPCGにはカリウムが配合されているため(1.53 mEq/100万単位)，大量投与では問題となる場合があり，注意が必要である．

アレルギーがある場合の代替薬

ペニシリンに対するアレルギーは全患者の約10%程度であり，抗菌薬のなかでは最も多い．アレルギーといっても，軽症の発疹〜アナフィラキシーまで幅広く，患者のなかには下痢までも"アレルギー"と表現することがあり，その内容を確認することが，治療の選択肢を狭めないために重要である．アナフィラキシーのⅠ型，溶血性貧血の起こるⅡ型，免疫複合体が血清病を起こすⅢ型はPCGで最も多くみられるが，Tリンパ球を介する遅延性反応をきたすⅣ型はABPCにより多くみられる．

アレルギー反応が出現した場合は，以下が代替薬の選択肢になる．
・グラム陽性菌：バンコマイシンまたはクリンダマイシン
・グラム陰性桿菌：アザクタムやキノロン系薬など

おわりに

狭域であることと，抗菌薬の弱さ・強さは関係がない．むしろターゲットにしている細菌には非常に強い抗菌活性をもっている．常在細菌叢への影響は少なく，常在菌の耐性化も最小限にすることができるだろう．抗菌薬のポジショニングを理解し，empiric に使用できる疾患を理解し，de-escalation をしっかり行うようにしたい．

理解を深めるための問題(解答 p 212)

問題 13 ペニシリンが第一選択の治療薬とならない場合は以下のどれか．1つ選べ．

A A群溶連菌による細菌性咽頭炎
B 肺炎球菌性肺炎
C 淋菌性尿道炎
D *Streptococcus viridans* による感染性心内膜炎
E 髄膜炎菌による細菌性髄膜炎

●文献

1) CLSI, M100-S22
2) Geddes AM：Benzylpenicillin(penicillin G), Grayson ML(ed)：Kucer's The Use of Antibiotics, 6th ed, pp 5-58, ASM Press, Washington DC, 2010
3) Eagle H, et al：Performance standards for antimicrobial susceptibility testing；twenty-second informational supplement. NEJM **248**：481-488, 1953
4) Bryan CS, et al：Penicillin dosing for pneumococcal pneumonia. Chest **112**：1657-1664, 1997
5) Jane WA, et al：Stability of benzylpenicillin during continuous home intravenous therapy. J Antimicrob Chemorther **53**：675-677, 2004

●参考文献

1) Geddes AM：Ampicillin, amoxicillin and other ampicillin-like penicillin, Grayson ML(ed)：Kucer's The Use of Antibiotics, 6th ed, pp 65-92, ASM Press, Washington DC, 2010

(土井朝子)

② アンピシリン・スルバクタムとピペラシリン・タゾバクタム

> **ポイント**
> ◎ アンピシリン・スルバクタム(ABPC/SBT)とピペラシリン・タゾバクタム(PIPC/TAZ)はともにグラム陽性球菌，グラム陰性桿菌，嫌気性菌に広域なスペクトラムをもつ．ともにβラクタマーゼ阻害薬配合のペニシリンである．
> ◎ PIPC/TAZ は緑膿菌をカバーするが，ABPC/SBT はカバーしない．
> ◎ PIPC/TAZ は後発品がまだなく非常に高価である．
> ◎ 抗緑膿菌作用をもつ抗菌薬は数少なく，今後も開発される見込みがないことから，適正使用に努める必要がある．

βラクタマーゼとβラクタム阻害薬

　ペニシリンの発見によって人類は多くの感染症を制圧することができるようになったが，細菌のほうもやられっぱなしではなく，さまざまな手段で対抗してくる．その1つがβラクタマーゼであり，βラクタム環を切断し，βラクタム系薬を破壊してしまう．

　アンピシリン・スルバクタム(ABPC/SBT，ユナシン®)とピペラシリン・タゾバクタム(PIPC/TAZ，ゾシン®)はともにβラクタマーゼ阻害薬配合のペニシリンである．しかし，かつてタゾシン®は PIPC と TAZ の比率が 4：1 であり，適応症は敗血症，腎盂腎炎，複雑性膀胱炎のみで肺炎の適応はなく，投与量は最大で 2.5 g 1日2回，とずいぶん少なかった．医療現場および関連学会からの要望を受けて，2008年に PIPC：TAZ＝8：1，肺炎適応拡大，最大用量 4.5 g 1日4回のゾシン®が新薬として発売され，ようやく諸外国と同じ用量で使用できるようになった．

スペクトラムの違い，使い分け(表Ⅲ-3)

　ABPC/SBT，PIPC/TAZ ともに広域かつ嫌気性菌をカバーする．したがって，

表Ⅲ-3　ABPC/SBT と PIPC/TAZ のスペクトラムの違い

	ABPC/SBT	PIPC/TAZ
グラム陽性球菌（肺炎球菌，黄色ブドウ球菌など）	有効	有効
グラム陰性桿菌（大腸菌，クレブシエラなど）	有効	有効
嫌気性菌（*B. fragilis* など）	有効	有効
グラム陽性球菌（MRSA など）	無効	無効
グラム陰性桿菌（SPACE*など）	無効**	有効

Serratia, Pseudomonas, Acinetobacter, Citrobacter, Enterobacter*，*Acinetobacter* には有効．

肺炎のほかに横隔膜以下の腹腔内・骨盤内感染症で適応となる．

1　ABPC/SBT（表Ⅲ-5）

アンピシリン単独では肺炎球菌，連鎖球菌，腸球菌などグラム陽性球菌しかカバーできないが，スルバクタムと組み合わせることで，市中感染で問題となるグラム陽性球菌，グラム陰性桿菌，嫌気性菌を幅広くカバーできるようになった．アンピシリンがベースであるため，狭域と誤解されていることが多いが，実は第3世代セファロスポリンのセフトリアキソンよりも広域である．緑膿菌には無効である．

2　PIPC/TAZ（表Ⅲ-5）

ピペラシリンはアンピシリンのスペクトラムに加えて，緑膿菌を代表とする弱毒グラム陰性桿菌もカバーする．院内感染で問題となるこれらのグラム陰性桿菌には，セラチア（*Serratia*），緑膿菌（*Pseudomonas*），アシネトバクター（*Acinetobacter*），シトロバクター（*Citrobacter*），エンテロバクター（*Enterobacter*）があり，英語名の頭文字をとってSPACEと呼ばれている．SPACEは入院中の体力，免疫力が低下している患者に定着し，ときに感染症を起こして重篤な状態に至らしめることがある．SPACEのうち*Acinetobacter*を除く4菌種は，基本的にピペラシリンに感受性である．PIPC/TAZはこれにタゾバクタムを配合することで嫌気性菌，特に*Bacteroides fragilis*を代表とするグラム陰性桿菌にもスペクトラムが広がり，カルバペネムに匹敵するようになった．

3　アシネトバクターの感受性

SPACEのなかで*Acinetobacter*は少し変わり者である．ピペラシリンを含むペ

表Ⅲ-4 緑膿菌および嫌気性菌に抗菌活性をもつ抗菌薬

緑膿菌	嫌気性菌
ピペラシリン，PIPC/TAZ	ABPC/SBT，PIPC/TAZ
セフタジジム，セフェピム	フロモキセフ，セフメタゾール
イミペネム，メロペネム	イミペネム，メロペネム
アズトレオナム	クリンダマイシン
シプロフロキサシン	メトロニダゾール
ゲンタマイシン，アミカシン	

ニシリン系薬には自然耐性であるが，ABPC/SBT には感受性である．実はこれはスルバクタムの抗菌作用による．スルバクタムはβラクタマーゼ阻害以外にも，それ自身が抗菌活性をもっている．

ペニシリンアレルギーがある場合の代替薬

1 単剤を使用する場合

ABPC/SBT や PIPC/TAZ が第一選択のときでもペニシリンアレルギーがある場合はどうすればよいだろうか？ ABPC/SBT や PIPC/TAZ を使用するのは嫌気性菌を含めて広範なスペクトラムが要求される場面である．グラム陰性桿菌と Bacteroides をカバーする場合も，選択肢は限られてしまう．単剤で置き換えると，ABPC/SBT はセファマイシン系，PIPC/TAZ はカルバペネム系薬しか選択肢がない．ペニシリンアレルギー患者でのセファロスポリンの交差反応は約 10％で，特に第 1 世代セファロスポリンで多いとされている．そのため，ペニシリンでのアレルギーの程度が軽ければ，慎重にセファマイシン系薬を投与してもよい．カルバペネム系もβラクタム系であり，アレルギーという理由だけで使用するのははばかられる．

2 2 剤併用の場合

βラクタム系以外の薬剤を用いる場合は 2 剤を併用するしかない．緑膿菌および嫌気性菌カバーを組み合わせることになるが，いくつかの選択肢がある（表Ⅲ-4）．最も使いやすいのはニューキノロン系薬＋メトロニダゾールである．

表Ⅲ-5 ABPC/SBT と PIPC/TAZ の処方例と特徴

	ABPC/SBT	PIPC/TAZ
通常使用量	1.5〜3 g 静注 6 時間ごと	4.5 g 静注 6〜8 時間ごと
腎機能障害時使用量	Ccr 15〜30：1.5〜3.0 g 12 時間ごと Ccr 5〜14 ：1.5〜3.0 g 12 時間ごと	Ccr>40：3.375 g 6 時間ごともしくは 4.5g 8 時間ごと Ccr 20〜40：2.25 g 6 時間ごと Ccr<20：2.25 g 6〜8 時間ごと
血中濃度ピーク	1.5 g 静注 5 分後，SBT 40.0 μg/mL，ABPC 78.8 μg/mL	4.5 g 静注後，PIPC 286 μg/mL，TAZ 36 μg/mL
血中半減期	腎機能正常の場合，SBT，ABPC ともに約 1 時間	Ccr>90 で PIPC 0.95 時間，TAZ 0.71 時間
脳脊髄液への移行性	炎症時：ABPC 39%/SBT 34% 非炎症時：ABPC 5%/SBT 11%	PIPC 6〜16%，TAZ 32〜36%
排泄経路	腎臓	肝臓
副作用	間質性腎炎，間質性肺炎	間質性腎炎，間質性肺炎，好酸球肺浸潤(PIE)症候群，横紋筋融解症
薬剤相互作用	プロベネシド，メトトレキサート，アロプリノール，抗血小板薬	プロベネシド，メトトレキサート，抗凝固薬
妊娠時の安全性（FDA カテゴリー）	B：動物実験では胎児に対するリスクが確認されていないが，妊婦に対する適切な，対照のある研究が存在しないもの．または，動物実験で有害な作用が確認されているが，妊婦による対照のある研究では，リスクの存在が確認されていないもの	

オキサセフェム系やセファマイシン系との使い分け

ABPC/SBT はグラム陰性桿菌と嫌気性菌をカバーし，セフメタゾール，フロモキセフのスペクトラムとよく似ているので，これらの薬剤で代替えすることも可能である．一方，相違点として，セフメタゾール，フロモキセフは ESBLs 産生菌に抗菌活性をもつことが知られている．臨床でのエビデンスはまだ少ないものの，カルバペネム系薬を温存するために症例を選んで使用されている．ABPC/SBT は ESBLs 産生菌には無効である．

薬価

薬価には，大きな違いがある．2014 年 3 月現在，ABPC/SBT の先発品ユナシン®-S 静注用 1.5 g は 883 円，最も安いジェネリックのピスルシン®だと 344 円，1 日 4 回投与で 1,376 円である．一方，PIPC/TAZ はゾシン®として 2008 年に発売

されたばかりで後発品はなく，4.5 g 1 日 4 回投与だと 10,484 円にもなる．包括医療費支払い制度（DPC）を導入している病院ではこのコストは病院負担となり，かなりの額である．皮肉なことに日本ではカルバペネム系薬のほうが半額以下である（メロペネムのジェネリックは 1 g 3 回/日でも 4,800 円）．PIPC/TAZ はよい薬であるが，非常に高価であることを忘れてはいけない．実際，PIPC/TAZ でなければ困るという場面は少ない．

理解を深めるための問題（解答 p 212）

問題 14 緑膿菌に対する抗菌活性をもたない抗菌薬はどれか．1 つ選べ．

A シプロフロキサシン
B アミカシン
C アンピシリン・スルバクタム
D メロペネム
E ピペラシリン・タゾバクタム

（山口征啓）

3 セファゾリンとoxacillin/nafcillin

> **ポイント**
> - ◎ セファロスポリン系薬は，治療対象となる菌種で5世代（国内では4世代）に分類される．
> - ◎ 黄色ブドウ球菌はペニシリン感受性，メチシリン感受性の有無で使用する抗菌薬が変わる．
> - ◎ セファゾリンは皮膚軟部組織感染症，市中尿路感染症などで感受性良好な菌種に対して有効である．
> - ◎ 感受性があれば，中枢神経感染のような特殊な状況を除き，広域な抗菌薬からセファゾリンに de-escalation することは適正使用の観点からも重要である．

セファゾリンは第1世代セファロスポリン系薬剤であり，最も頻用することの多い抗菌薬の1つである．oxacillin, nafcillin はペニシリン系薬であるが，日本では採用されていない．それでもなぜ本項で取り上げられているのか，それは黄色ブドウ球菌感染症の治療の困難さに由来する．

世代別セファロスポリン系薬の特徴

セファロスポリン系薬は治療対象となる菌種と開発年代から主に5系統（世代）に分類されている（表Ⅲ-6）．日本国内では第5世代は未承認である．世代の違いは微生物に対するスペクトラムの違いである．

セファゾリンのスペクトラムと使用すべき臨床状況（表Ⅲ-6）

セファゾリン（セファメジン®）はセファロスポリン系薬の第1世代となる．主な治療対象菌種としては下記がある．
- ・グラム陽性菌：連鎖球菌，メチシリン感受性黄色ブドウ球菌（MSSA）など
- ・グラム陰性菌：大腸菌，*Klebsiella pneumoniae*, *Proteus mirabilis* など

表Ⅲ-6　セファロスポリン系薬の世代と代表的な薬剤

- **第1世代：セファゾリン，セファレキシンなど**
  主にグラム陽性菌に効果がある
- **第2世代：セフォチアム，セフメタゾール（セファマイシン系）など**
  グラム陽性菌に対する活性を残しつつグラム陰性菌に対する活性を強化したもの．セファマイシン系は第2世代セフェムに含むことが多く，グラム陰性の嫌気性菌（例：*Bacteroides* spp.）に対する活性が付加されている点が特徴である
- **第3世代：セフォタキシム，セフトリアキソン，セフタジジムなど**
  グラム陰性菌に対する活性を強化しているが，いくつかのグループではグラム陽性球菌に対する活性が低下している．第3世代薬剤のセフタジジムは緑膿菌に対する活性を有することで区別される
- **第4世代：セフェピムなど**
  5世代のなかで最も広域のスペクトラムをもつ．緑膿菌を含むグラム陰性菌に活性をもち，グラム陽性菌に対する活性も維持している．第3世代と第4世代を合わせて広域セファロスポリン（extended-spectrum cephalosporin）と呼ぶこともある
- **第5世代：ceftaroline など**
  まだ日本国内で承認されていない．MRSA に対する活性をもち，併せて肺炎球菌や *Enterococcus faecalis* などの細菌にも活性をもつことが知られている．グラム陰性菌に対する活性は第3世代セファロスポリンに近い

H. influenzae や *M. catarrahalis* といった主に気道感染が問題となるグラム陰性菌には効かない．また，自身の勤務する病院（診療所）の抗菌薬感受性に注意しておきたい．例えば，大腸菌に対する第1世代セファロスポリンの耐性度が高い地域であれば，セファゾリンを初期治療に使用しても治療に失敗する可能性が高くなる．第一選択薬としては適切ではない．

1 皮膚軟部組織感染症，尿路感染症

セファゾリンは皮膚軟部組織感染症や尿路感染症の原因となる以下の菌に効果があり，治療薬として重要な役割を担っている．

- 皮膚軟部組織感染症：連鎖球菌，MSSA など
- 尿路感染症：大腸菌，*Klebsiella pneumoniae* など

2 創部感染予防

皮膚軟部組織感染の原因微生物に対して良好な効果があることから，手術時の創部感染予防として用いられる．特に，手術開始時に皮膚の組織濃度が最大となるタイミングで投与すると最大の予防効果が得られる．閉創後はほとんど効果がなく，

術中の投与で創部感染の予防目的の投与は完結する．

抗黄色ブドウ球菌薬としてのセファゾリン

　黄色ブドウ球菌による感染症の特徴を一言で表すなら「しつこい」である．黄色ブドウ球菌自体は皮膚に常在するが，重篤な感染症を起こす．治療に難渋することが多く，菌血症を起こした場合は体中に播種し，思いもよらない場所に感染巣が生じることもよくある．治療期間が不十分で再燃することもあるため，原則として膿瘍や感染性心内膜炎，骨髄炎の場合，4～8週間近くの長期間投与を要することが多い．

　黄色ブドウ球菌は人類が抗菌薬を使い始めた20世紀初頭，ペニシリンに感受性を有していたが，1940年代終わりにはペニシリンを分解するペニシリナーゼを産生する耐性機構を獲得した．現在，ペニシリン感受性黄色ブドウ球菌はごく稀である．その後，メチシリン耐性黄色ブドウ球菌(MRSA)が出現し，現在はメチシリン感受性か耐性かで使用する抗菌薬が変わるため，現場ではここで二分して治療薬が変わる．

1 MSSA

　MSSAは，ペニシリナーゼ産生か非産生に分けられるが，ペニシリナーゼ非産生黄色ブドウ球菌は稀である．多数のメチシリン感受性かつペニシリナーゼを産生する黄色ブドウ球菌に効果のある β ラクタム系薬を使う場合，以下の4種類を用いることができる．

1) ペニシリナーゼ(β ラクタマーゼ)阻害薬配合ペニシリン
2) ペニシリナーゼ耐性ペニシリン
3) セファロスポリン
4) カルバペネム

oxacillin，nafcillinを代表とするペニシリナーゼ耐性ペニシリンはペニシリナーゼで加水分解されず，特に黄色ブドウ球菌に対して有効な薬剤である．そのため，これを黄色ブドウ球菌用ペニシリンと呼ぶ専門家もいる．残念なことに，現在は日本国内で販売されていない．黄色ブドウ球菌の診療でこれらの薬剤を用いることができないのは大きなデメリットである．相対的に黄色ブドウ球菌によく効くセファロスポリンが非常に重要となっている．

表Ⅲ-7 セファゾリン，oxacillin/nafcillin のスペクトラムと有効性

	主な耐性機構	ペニシリン G	アモキシシリン	nafcillin	oxacillin	セファゾリン	カルバペネム系	グリコペプチド系
ペニシリナーゼ非産生黄色ブドウ球菌	なし	有効	有効	有効	有効	有効	有効	有効
ペニシリナーゼ産生黄色ブドウ球菌	ペニシリナーゼ	無効	無効	有効	有効	有効	有効	有効
MRSA	PBP2'による抗菌薬結合阻害	無効	無効	無効	無効	無効	無効	有効
大腸菌（獲得耐性なし）	ペニシリナーゼ産生など	無効	有効	無効	無効	有効	有効	無効
肺炎桿菌（獲得耐性なし）	ペニシリナーゼ産生など	無効	無効	無効	無効	有効	有効	無効

2　MRSA の治療には用いない

　メチシリン耐性がある場合はβラクタム系全般に耐性となる．MRSA はセファロスポリン，カルバペネムのような薬剤に耐性をもつため，グリコペプチド系（バンコマイシンなど）が選択される．

3　黄色ブドウ球菌感染症治療における de-escalation

　一般的に感受性があれば，どの抗菌薬でも細菌感染症は理論上は治療可能である（実際には組織への移行性や既知の臨床成績などで，選択肢が狭まる）．グリコペプチド系はほぼすべての黄色ブドウ球菌に効果がある．ペニシリナーゼ（βラクタマーゼ）阻害薬配合ペニシリンやカルバペネムは MSSA であれば効果がある（表Ⅲ-7）．耐性機構が異なるニューキノロンや ST 合剤は MSSA，MRSA 関係なく感受性がある場合は選択肢となる．

　抗菌薬の適正使用の一番の目的は感染症を適切な薬剤で治療することである．治療対象以外の細菌を対象としたり，抗菌薬を長く使えば使うほど，ペニシリナーゼ産生のような耐性誘導や菌交代による感染症の発生などが問題となるため，これを考慮して抗菌薬を選択する必要がある．広域の抗菌薬で細菌を死滅させた場合，

表Ⅲ-8 セファゾリン，oxacillin，nafcillin の処方例と特徴

	セファゾリン	oxacillin （国内未承認）	nafcillin （国内未承認）
標準使用量	1〜2ｇ８時間ごとに投与* （保険適用量１日５ｇまで）	1〜2ｇ８時間ごとに投与	2ｇ４〜６時間ごとに投与
bioavailability	―	30〜35%	36%
血中濃度ピーク	193 μg/mL	53〜63 μg/mL	40 μg/mL
血中半減期	1.9	0.3〜0.8	0.5〜1.5
脳脊髄液への移行性	0〜4%	―	9〜20%
排泄経路	腎臓（65〜100%）	肝臓	肝臓
副作用	脳室，髄腔内投与は行わない（痙攣の原因となるため）	１日量12ｇ以上使用時に肝機能障害が起こることがある．肝機能障害は使用開始から2〜24日後に起こることが多い．小児では可逆性である．小児ではnafcillinに比べてoxacillinのほうが肝機能障害が悪化しやすく皮疹が出現しやすい	血管外漏出時に皮膚壊死をきたす場合がある．可逆性の好中球減少症（21日以上使用時に10％以上に発生する）
妊娠時の安全性 （FDA カテゴリー）	B：動物実験では胎児に対するリスクが確認されていないが，妊婦に対する適切な，対照のある研究が存在しないもの，または，動物実験で有害な作用が確認されているが，妊婦による対照のある研究では，リスクの存在が確認されていないもの		

*腎障害がある場合の用量調節：Ccr 10〜50；1〜2ｇ 12時間ごと，Ccr＜10；1〜2ｇ 24〜48時間ごと

生き残るのは元々抗菌薬に耐性をもっている細菌である．一例として，カルバペネム系薬を使うと，βラクタム系全般に耐性のMRSA，カルバペネム系に耐性の*Stenotrophomonas maltophilia*や真菌などが選択的に生き残る．これらは治療中に感染症を起こした場合に想定すべき微生物である．また，緑膿菌は薬剤に応じて耐性が誘導されることがある．病院ごとに使用量が多い薬剤ほど，緑膿菌に対する感受性が低下していることはよく知られている．逆に適正に使用し抗菌薬使用量が減ることで，その緑膿菌感受性率が復活することも知られている．

初期治療は想定する菌種が複数となるため，ある程度スペクトラムが広い抗菌薬を用いて治療開始するが，培養結果が判明したあとは，最も適切な抗菌薬に変更する．このときにスペクトラムが狭められることが多いため，これを de-escalation

と呼ぶことが多い．MSSA が培養から検出された場合，日本国内には黄色ブドウ球菌用ペニシリンがないため最も適切な抗菌薬はセファゾリンである．黄色ブドウ球菌以外のスペクトラムが狭いためである．初期治療で複数の菌種をカバーし治療を開始しても，培養結果，感受性をみてセファゾリンに de-escalation することは多い．

4 MSSA の治療に対してセファゾリンを使ってはいけない状況

セファゾリンは中枢神経系へ移行しない．そのため，中枢神経系への黄色ブドウ球菌の感染症，髄膜炎や脳膿瘍ではセファゾリンは用いない．この場合は中枢神経に移行するセフェピムやカルバペネム系薬を用いて治療する．oxacillin, nafcillin は中枢神経系に移行するが，日本では使えない（**表Ⅲ-8**）．

グラム陰性桿菌治療薬としてのセファゾリン

大腸菌，*Klebsiella pneumoniae* は尿路感染症の原因菌となることが多い．感受性が良好なこれらの菌が検出された場合はセファゾリンを用いて治療できる．特に単純性腎盂腎炎の菌血症などは感受性良好な菌が多いため，菌種・感受性判明後はセファゾリンに de-escalation して治療完了まで用いることが多い．

セファゾリンの使い方

2 g 8 時間ごと(ただし保険適用量を超える)に投与する．

海外の成書では 2 g 8 時間ごとの投与と記載されていることが多い．ただし，日本の保険適用量は 1 日 5 g までなので，その枠組みで用いると 1 g 6 時間ごとで投与することが多い．

理解を深めるための問題（解答 p 213）

問題 15 以下の感染症で第 1 世代セファロスポリン薬が用いられないものを 2 つ選べ．

A　メチシリン感受性黄色ブドウ球菌による蜂窩織炎
B　腸球菌による胆管炎

C A群溶血性連鎖球菌による壊死性筋膜炎
D 大腸菌による新生児髄膜炎
E 整形外科での膝人工関節置換術時の創部感染予防投与

● 参考文献

1) Chambers HF：Penicillins and β-Lactam Inhibitors, Mandell GL, et al(eds)：Mandell, Douglas, and Bennett's Principles and Practice of Infectious Diseases, 7th ed, pp309-322, Churchill Livingstone, Philadelphia, 2009
2) Que Y, Moreillon P：*Staphylococcus aureus*(Including Staphylococcal toxic shock), Mandell GL, et al(eds)：Mandell, Douglas, and Bennett's Principles and Practice of Infectious Diseases, 7th ed, pp2543-2578, Churchill Livingstone, Philadelphia, 2009
3) 青木　眞：レジデントのための感染症診療マニュアル，第2版，医学書院，2008

（岩渕千太郎）

④ セフォチアムとセフォタキシム/セフトリアキソン

ポイント

- ◎ セフォチアムは市中の *E. coli*, *Klebsiella* spp. といったグラム陰性桿菌に用いる．市中の尿路感染がよい適応である．
- ◎ セフォタキシム，セフトリアキソンはESBLs，AmpC過剰産生といった特殊な耐性菌を除く，ほとんどの腸内細菌群に有効である．肺炎球菌，淋菌感染治療にも用いる．髄液移行性が高いため，中枢神経感染症にも用いられる．
- ◎ セフォチアム，セフォタキシム，セフトリアキソンは腸球菌，横隔膜下の嫌気性菌（*Bacteroides* spp. など）には効かない．

セフォチアム

1 スペクトラム

セフォチアム（パンスポリン®）は1981年に発売された第2世代セファロスポリンである．第1世代セファロスポリンであるセファゾリンのスペクトラムに加えて，*Haemophilus influenzae*, *Neisseria* spp., *Moraxella* spp. といったグラム陰性菌にスペクトラムを広げたことが特徴である（表Ⅲ-9）．日本で開発され，国内では唯一認可されている静注第2世代セファロスポリンであるが，販売されていない国もある．例えば米国ではセフォチアムは販売されておらず，第2世代としては cefuroxime（日本では未承認）が用いられている．

2 使用すべき/すべきでない臨床状況

第2世代セフェムの使いどころがわからず採用していない医療機関も多いが，第1世代セフェムではカバーできるかどうか不安であるが，第3世代セフェムを使うにはスペクトラムが広すぎると思われる場合に使用するとよい．第3世代セフェム

表Ⅲ-9 セフォチアム，セフォタキシム/セフトリアキソンのスペクトラムと適応

	セフォチアム	セフォタキシム/セフトリアキソン
主な適応疾患	市中発症の単純性腎盂腎炎	市中肺炎 細菌性髄膜炎 淋菌感染症
Escherichia coli, Klebsiella spp., *Proteus mirabilis*	有効	有効
Haemophilus influenzae, Neisseria spp., *Moraxella* spp.	有効	有効
Enterobacter spp., *Citrobacter freundii*, *Serratia marcescence*	無効	有効
ESBLs産生菌，AmpC過剰産生菌	無効	無効
Staphylococcus aureus（メチシリン感受性）	有効だが，通常セファゾリンを用いる	有効だが，通常セファゾリンを用いる
Streptococcus spp.	有効	有効
Pseudomonas spp., *Acinetobacter* spp.	無効	無効
横隔膜上の嫌気性菌（*Peptostreptococcus* spp. など）	有効	有効
横隔膜下の嫌気性菌（*Bacteroides* spp. など）	無効	無効
Enterococcus spp.	無効	無効
MRSA	無効	無効

の使用によってAmpCによる耐性化が誘導されることが知られており[1]，その使用を抑制することは重要である．

■ **最もよい使いどころは市中発症の尿路感染**

　尿路感染の起因菌は *Escherichia coli* が最多であり，そのほか *Klebsiella* spp., *Proteus* spp. といった腸内細菌科のグラム陰性桿菌がほとんどを占める．表Ⅲ-10は筆者が勤めていた亀田総合病院のグラム陰性桿菌のアンチバイオグラムであるが，*E. coli* の感受性がセファゾリンでは86％，セフォチアムでは92％，セフトリアキソンでは93％である．一般的に感受性が90％以上あればempiric therapy開始時の抗菌薬として許容されるといわれており，セファゾリンではやや心許ないが，セフォチアムとセフトリアキソンでは感受性に大差ないことがわかる．*Klebsiella* spp. の感受性も同様である．以上から，市中の尿路感染にはセフトリアキソンを使わなくてもセフォチアムで十分である．ただし，これは地域のアンチバイオグラ

表Ⅲ-10 亀田総合病院のグラム陰性桿菌の感受性（2012年4～6月検出株）

（ ）内は菌株数	ABPC	PIPC	CEZ	CTM	CTRX	CAZ	CFPM	CMZ	MEPM	AZT	SBT/ABPC	TAZ/PIPC	GM	AMK	CPFX	ST
Escherichia coli (630)	61	70	86	92	93	92	93	100	100	93	73	91	91	100	81	79
Klebsiella pneumoniae (256)		82	93	97	97	97	97	100	100	97	77	88	98	100	100	90
K. oxytoca (90)		86	84	93	93	93	99	94	100	93	82	92	96	100	90	94
Proteus mirabilis (53)	87	91	91	92	92	92	92	100	100	92	92	92	96	100	87	91
P. vulgaris (18)		94			94	94	94	100	100	94		94	100	100	94	89
Citrobacter freundii (41)		78			81	78	100		100	78		78	100	100	100	93
Enterobacter aerogenes (66)		76			98	86	100		100	89		85	100	100	100	100
E. cloacae (72)		82			84	81	96		100	88		86	100	100	96	99
Serratia marcescens (48)		40			95	98	100	98	100	98		56	100	100	96	100
Morganella morganii (31)		87			97	97	100	97	100	97		97	97	100	94	97

ABPC：アンピシリン，PIPC：ピペラシリン，CEZ：セファゾリン，CTM：セフォチアム，CTRX：セフトリアキソン，CAZ：セフタジジム，CFPM：セフェピム，CMZ：セフメタゾール，MEPM：メロペネム，AZT：アズトレオナム，SBT：スルバクタム，TAZ：タゾバクタム，GM：ゲンタマイシン，AMK：アミカシン，CPFX：シプロフロキサシン，ST：スルファメトキサゾール・トリメトプリム合剤

ムによっても異なるので，自施設で適応する際には注意が必要である．

■ **市中肺炎：セフォチアムとセフトリアキソンのどちらを使うか**

　セフォチアムは市中肺炎の起因菌もほぼカバーするが，近年増加している β-lactamase-negative ampicillin resistant（BLNAR）*Haemophilus influenzae*，ペニシリン耐性 *Streptococcus pneumoniae*（PRSP）のカバーも考え，通常，市中肺炎ではセフトリアキソンを第一選択にすることが多い．ただし，喀痰検査で明らかに *Moraxella* spp. が起因菌であることがわかれば，セフォチアムはよい適応である．

■ **使用すべきでない臨床状況**

　メチシリン耐性黄色ブドウ球菌（MRSA）を除く黄色ブドウ球菌や連鎖球菌に対する抗菌力は第1世代セフェムのほうが優れており，これらを狙って第2世代セフェムを使うべきではない．また，セフォチアムはセファゾリンと同様に髄液への移行が悪いので，髄膜炎には決して使用するべきでない．また，腸球菌，横隔膜下の嫌気性菌にも無効である．

3 用法・用量

　日本の添付文書だと1g6時間ごと（4 g/日）が最大投与量だが，海外では6 g/日まで使用経験がある（表Ⅲ-11）．なお，腎機能障害時の調節に関しては半減期がセフォチアム（1時間）と近いセファゾリン（1.9時間）と同様に調節している．

セフォタキシム/セフトリアキソン

1 スペクトラム

　セフォタキシム（クラフォラン®，セフォタックス®），セフトリアキソン（ロセフィン®）は第2世代セファロスポリンのスペクトラムに加えて，肺炎球菌とグラム陰性桿菌のスペクトラムを広げた第3世代セファロスポリンである．セフォタキシムとセフトリアキソンの抗菌スペクトラム（表Ⅲ-9）はまったく同じである．

2 両剤の使い分け

　両剤の違いはセフォタキシムが腎代謝，セフトリアキソンが肝代謝という点で，そのためセフォタキシムは腎機能により調節が必要だが，セフトリアキソンでは必要ない．ただし，セフトリアキソンは肝障害時には使用に注意が必要である．どの

表Ⅲ-11 セフォチアム，セフォタキシム，セフトリアキソンの処方例と特徴（インタビューフォーム，Lexicompを基に筆者作成）

	セフォチアム	セフォタキシム	セフトリアキソン
使用量	2g 8時間ごと （保険用量では最大4g/日）	2g 8〜12時間ごと （保険用量では最大4g/日）	非中枢神経感染症： 1〜2g* 24時間ごと 髄膜炎：2g 12時間ごと
腎機能障害時使用量	10＜Ccr＜50 mL/分： 2g 12時間ごと Ccr＜10 mL/分： 2g 24時間ごと	10＜Ccr＜50 mL/分： 2g 12〜24時間ごと Ccr＜10 mL/分： 2g 24時間ごと	調節不要
bioavailability	69.8％	—	—
血中濃度ピーク	2g静注で102.1 μg/mL	1g静注で100 μg/mL	1g静注で150 μg/mL
血中半減期	0.7〜1.1時間	1〜1.5時間	5〜9時間
脳脊髄液への移行性	9.0％とのデータもあるが，一般的に移行性は悪いと考えられている	非炎症時：1％ 炎症時：10％	非炎症時：1％ 炎症時：10％
排泄経路	腎臓	腎臓	肝臓
副作用	AST/ALT上昇，発疹	発疹，腸炎，下痢，悪心・嘔吐，注射部位の疼痛	発疹，下痢，好酸球上昇，白血球減少，血小板増多，AST/ALT上昇
ほかの薬剤との相互作用	特になし	特になし	利尿薬，Caを含む輸液との同時投与で肺，腎などに結晶析出
妊娠時の安全性（FDAカテゴリー）	セフォチアム（不明），セフォタキシム/セフトリアキソン（B） 日本の添付文書の記載では，「妊婦又は妊娠している可能性のある婦人には治療上の有益性が危険性を上まわると判断される場合にのみ投与すること．妊娠中の投与に関する安全性は確立していない」となっているが，一般的にセフェム系薬は妊婦に安全に使用できる		

*非中枢神経感染症治療時，通常は1gで問題ないが，肥満患者や重症患者では2g投与することもある．

程度の肝障害だと使用を控えるべきか，あるいは減量すべきかに一定の見解はなく，重度の肝障害があればセフォタキシムを用いたほうがよい．また，特に小児で問題になることが多いが，セフトリアキソンが胆管内で析出し胆石症を発症することが報告されており[2]，胆石・胆泥のある患者にも避けたほうが無難である．

3 使用すべき/すべきでない臨床状況

セフォタキシム，セフトリアキソンは，ESBLs，AmpC 過剰産生といった特殊な耐性をもった菌を除く腸内細菌群のほとんどに有効

　例えば市中発症の菌血症で，血液培養から腸内細菌様のグラム陰性桿菌が検出されれば，まずはセフォタキシム，セフトリアキソンで治療を始めることが多い．ただし，緑膿菌を含めたブドウ糖非発酵グラム陰性桿菌には無効なので注意が必要である．また，前述した *Enterobacter* spp., *Serratia marcescense, Citrobacter freundii* などのように元来 AmpC をもっている菌は，第 3 世代セフェム使用中に AmpC を過剰産生して耐性化することがあり[1]，これらの治療に第 3 世代セフェムを用いることを推奨しない専門家もいる．亀田総合病院でも重症疾患，膿瘍などでは症例に応じて第 4 世代セフェム，カルバペネムを用いているが，多くの場合は第 3 世代セフェムで治療可能である．

セフォタキシム，セフトリアキソンは第 1，2 世代セフェムと異なり，髄液移行性が良好なので中枢神経感染症によい適応となる

　中枢神経感染症を治療する際には通常より用量が多いので，注意が必要である．セフォタキシム，セフトリアキソンは細菌性髄膜炎の起因菌として多い，肺炎球菌，インフルエンザ菌，髄膜炎菌に有効であるが，稀に PRSP のなかにセフトリアキソン耐性が存在するため PRSP も考えればバンコマイシンも投与する．またセフェム系全般は *Listeria* には無効なので，*Listeria* を考える際はアンピシリンも投与する必要がある．

市中の中耳炎，副鼻腔炎，肺炎といった気道感染症もセフォタキシム，セフトリアキソンのよい適応である

　起因菌として多い，肺炎球菌，インフルエンザ菌，*Moraxella* spp. がすべてカバーされる．誤嚥性肺炎の際も，*Peptostreptococcus* spp. といった横隔膜より上の嫌気性菌はカバーされるのでほぼ問題ない．ときに誤嚥性肺炎に *Bacteroides* spp. のような横隔膜より下の嫌気性菌が関与することもあり，そのときは無効なので注意する必要がある．

淋菌は抗菌薬に非常に弱いため，淋菌感染症ではセフトリアキソン 1 回投与で治療可能

　筋注では 250 mg に調整し，リドカインも混ぜるなど煩雑なので，1 g を点滴静

注で使用することが多い．最近，日本からもセフトリアキソン耐性菌が報告されており[3]，注意が必要である．

使用すべきでない臨床状況

MSSA には第 1 世代セフェム，連鎖球菌にはペニシリンのほうが有効であるといわれており，特殊な理由がない限りセフトリアキソンを用いるべきではない．

また，セフォチアムと同様に腸球菌，横隔膜下の嫌気性菌には無効である．

理解を深めるための問題（解答 p 213）

問題 16 次の疾患のうち，セフォタキシム，セフトリアキソンが治療の第一選択として不適切な疾患はどれか．1 つ選べ．

A 市中肺炎
B 淋菌感染症
C 細菌性髄膜炎
D 特発性細菌性腹膜炎
E カテーテル関連血流感染

● 文献

1) Choi SH, et al：Emergence of antibiotic resistance during therapy for infections caused by Enterobacteriaceae producing AmpC beta-lactamase；Implications for antibiotic use. Antimicrob Agents Chemother **52**：995-1000, 2008
2) Wrenn K：Ceftriaxone versus cefuroxime for meningitis in children. N Engl J Med **322**：1821, 1990
3) Ohnishi M, et al：Is *Neisseria gonorrhoeae* initiating a future era of untreatable gonorrhea？；Detailed characterization of the first strain with high-level resistance to ceftriaxone. Antimicrob Agents Chemother **55**：3538-3545, 2011

（杤谷健太郎）

⑤ セフタジジムとセフェピム

> **ポイント**
> ◎ セフタジジムは抗緑膿菌作用をもつ第3世代セフェムの抗菌薬であるが，グラム陽性球菌のカバーがないことに注意が必要である．
> ◎ セフェピムは抗緑膿菌作用に加えて，グラム陽性球菌のカバーも併せもつ超広域の第4世代セフェムの抗菌薬であり，第3世代セフェムよりもβラクタマーゼに分解されにくい．
> ◎ 腎機能が低下した患者に使用する場合は，セフェピム脳症に注意が必要である．

セフタジジム

1 スペクトラム（表Ⅲ-12）

　セフタジジム（モダシン®）はセフトリアキソンと同じく第3世代セフェムに分類されるが，両剤の大きな違いは抗緑膿菌作用の有無である．セフトリアキソンが緑膿菌をカバーしないのに対して，セフタジジムは緑膿菌をカバーする．セフェム系抗菌薬のスペクトラムは第1世代から第3世代に進むにつれ，グラム陰性桿菌のカバーが広がり，グラム陽性菌のカバーが外れていく．セフタジジムは緑膿菌を含めたグラム陰性桿菌に対して抗菌活性をもつが，グラム陽性球菌はほとんどカバーしていないことに注意する．Bacteroidesを代表とする横隔膜下の嫌気性菌に対する活性も弱い．したがって，黄色ブドウ球菌，肺炎球菌，Bacteroidesなどの関与が疑われる場面で，セフタジジムのみで治療を行うのは間違いである．

2 使用すべき臨床状況

　グラム陽性球菌のカバーをもたないことは，より緑膿菌に的を絞ったnarrowな治療ができるともいえるため，緑膿菌単独の感染症でセフタジジムの感受性が確認

表Ⅲ-12 セフタジジムとセフェピムのスペクトラムの違い

	セフタジジム	セフェピム
緑膿菌*	有効	有効
特殊な耐性を示さない一般的な腸内細菌	有効	有効
腸内細菌(AmpC型βラクタマーゼ過剰産生株)	無効	有効**
腸内細菌(ESBLs産生株)	無効	無効
Bacteroides spp.	無効	無効
肺炎球菌	無効	有効
メチシリン感受性黄色ブドウ球菌	無効	有効

*緑膿菌はセフタジジム，セフェピムに耐性を示すこともあるので，感受性結果の確認が必要．
**AmpC型βラクタマーゼがさらに過剰産生されるとセフェピムにも耐性化することもありうるので注意が必要．

されている場合には，第一選択の薬剤である．緑膿菌以外のグラム陰性桿菌に対しても活性を示すが，腸内細菌の治療のためにあえてセフタジジムを使用する必要はない．さらに，近年増加している ESBLs(extended-spectrum beta-lactamases)や AmpC 型 β ラクタマーゼは，セフタジジムの抗菌活性を減弱させるため，これらの機序による耐性が疑われる場合には，使用すべきではない．脳脊髄液への移行性は良好であるので，緑膿菌の関与が疑われている，または証明されている髄膜炎の治療にも適した抗菌薬である．

具体的な使用場面として以下が挙げられる．
・緑膿菌単独の感染症で感受性があることが確認されている場合
・緑膿菌の関与が疑われるグラム陰性桿菌による感染症(腎盂腎炎，肺炎など)の初期治療
・脳外科術後の髄膜炎に対する empiric therapy

3 用法・用量(表Ⅲ-13)

半減期が1～2時間程度と短いため，腎機能が正常な場合は，8時間ごとの投与が望ましい．2g8時間ごとが標準的な投与方法であるが，国内の保険用量の上限1日4gを遵守する場合には，1g6時間ごとの投与も選択肢である(表Ⅲ-13)．

4 使用上の注意点

特別な注意を要する副作用はないが，アズトレオナムと側鎖が共通しており交差

表Ⅲ-13 セフタジジムとセフェピムの処方例と特徴

	セフタジジム	セフェピム
標準使用量	2 g　8時間ごと	1〜2 g　8〜12時間ごと
保険適用量	1 g 1日4回(4 g/日が上限)	1 g 1日4回(4 g/日が上限)
血中半減期	1〜2時間	2時間
脳脊髄液への移行性	20〜40％	10％
排泄経路	腎臓	腎臓
副作用，相互作用	アズトレオナムと交差アレルギーが起こる可能性あり	特に腎障害患者ではセフェピム脳症発症に注意
妊娠時の安全性（FDAカテゴリー）	B：動物実験では胎児に対するリスクが確認されていないが，妊婦に対する適切な，対照のある研究が存在しないもの．または，動物実験で有害な作用が確認されているが，妊婦による対照のある研究では，リスクの存在が確認されていないもの	

製薬会社のインタビューフォーム，文献1〜5)の情報に基づいて作成．

アレルギーを起こす可能性が指摘されている[1]．したがって，アズトレオナムで皮疹が生じた既往のある患者への使用は控えたほうがよい．

セフェピム

1　スペクトラム(表Ⅲ-12)

　セフェピム(マキシピーム®)は第4世代セフェムに分類され，超広域のカバーをもつ．セフェピムの抗菌スペクトラムは，第3世代セフェムのセフタジジムと第1世代セフェムのセファゾリンのスペクトラムが合わさったものと考えるとわかりやすい．セフタジジム同様の緑膿菌カバーに加えて，セファゾリン同様のグラム陽性菌のカバーも備えており，肺炎球菌やメチシリン感受性の黄色ブドウ球菌に対しても活性をもつ．横隔膜下の嫌気性菌はセフタジジムと同様にカバーしていない．セフェピムは非常に安定した薬剤であり，βラクタマーゼに分解されにくく，腸内細菌に関しては，セフタジジムよりも広いカバーをもつ．実際にセフタジジムに耐性を示す腸内細菌の75〜80％はセフェピムには感受性を示すことが報告されている[2]．

2　使用すべき臨床状況

　以下で詳しく述べるが，AmpC型βラクタマーゼを過剰産生するグラム陰性桿

菌の関与が疑われる場合には，セフェピムの使用を考慮する．また，緑膿菌を含めたグラム陰性桿菌カバーに加えて，グラム陽性球菌カバーも備えていることから，院内肺炎に対する empiric therapy の有効な選択肢でもある．使用経験の蓄積が十分ではないため髄膜炎に対する使用は推奨されてはいないが[3]，脳脊髄液への移行性はセフタジジムには劣るものの，比較的良好であり，必要時には治療薬として選択できる．

具体的な使用場面として以下が挙げられる．
・緑膿菌の関与が疑われる院内肺炎に対する empiric therapy
・好中球減少性発熱患者に対する empiric therapy
・AmpC 過剰産生が疑われていない（第 3 世代セフェムへの感受性が保たれている），セフェピムに感受性のある *Enterobacter* spp., *Serratia* spp., *Citrobacter freundii*, *Morganella morganii* の治療（第 3 世代セフェムが用いられることもある）
・AmpC 過剰産生が疑われるグラム陰性桿菌の治療で，セフェピムに感受性があり全身状態が落ちついている場合（全身状態が悪い場合にはカルバペネム系抗菌薬を優先する）

3 AmpC 型 β ラクタマーゼの関与が疑われる場合の使用

Enterobacter spp., *Serratia* spp., *Citrobacter freundii*, *Morganella morganii* などの腸内細菌では，染色体上に AmpC 型 β ラクタマーゼの遺伝子が組み込まれており，発現を制御する遺伝子に異常が起きると，多量の β ラクタマーゼが産生され第 3 世代セフェム薬が無効な AmpC 過剰産生株になってしまうことが知られている．このような腸内細菌を治療する際には，誘導耐性が起こる危険性を考慮し，たとえ第 3 世代セフェムへの感受性が証明されていたとしてもセフェピムを使用すべきとの意見もある．また第 3 世代セフェムに耐性を示し，すでに AmpC 過剰産生株が疑われる場合には，セフェピムでの治療が可能との意見もあれば，より確実な治療薬としてメロペネムのようなカルバペネム系薬の使用を推奨する考え方も存在する[4,5]．

筆者らは，患者の状態が安定していれば，よりスペクトラムの狭い薬剤を戦略的に使用するよう努めている．具体的には，第 3 世代セフェムへの感受性が良好な場合にはセフトリアキソンの使用を考慮する．なぜなら，AmpC 型 β ラクタマーゼの遺伝子をもっていても，過剰産生されていなければ，特殊な耐性菌として扱う必

表Ⅲ-14 状況別のセフェピムの推奨投与量(文献6より引用，改変)

対象疾患	腎機能正常時の推奨投与量
脳膿瘍，脳外科術後の予防投与	2 g 8 時間ごと(バンコマイシンと併用)
好中球減少性発熱(単剤治療の場合)	2 g 8 時間ごと
複雑性または重症の腹腔内感染症	2 g 12 時間ごと(メトロニダゾールと併用)
院内肺炎	1〜2 g 8〜12 時間ごと
市中肺炎	1〜2 g 12 時間ごと
皮膚軟部組織感染症	2 g 12 時間ごと
尿路感染症(軽症〜中等症)	0.5〜1 g 12 時間ごと
尿路感染症(重症)	2 g 12 時間ごと

保険適用量は1日4 g まで．

要はないからである．しかし，治療途中に過剰産生が誘導され，使用中の抗菌薬が無効になる可能性はあるため，セフトリアキソンで治療を行う場合には慎重な経過観察を行い，治療経過が思わしくない場合には，抗菌薬の変更を検討しなければならない．特に重症感染症や残存する菌量が多いことが推測される場合(例えばドレナージ不十分な膿瘍)には，第3世代セフェムの使用は控えている．また第3世代セフェムに耐性で，AmpC 過剰産生株が疑われる場合でも，感受性が証明されている限りはセフェピムを優先的に使用している．この場合にも治療中にセフェピムへの耐性化が生じる可能性はあるので，慎重な経過観察を行う必要がある．

4 用法・用量

セフェピムはセフタジジムよりも半減期が長く，緑膿菌感染や中枢神経感染症に使用される場合を除いては12時間ごとの使用が推奨されている[6]．しかし，薬物動態の観点から，特に緑膿菌感染を含めた重症感染症および中枢神経感染症の場合には，8時間ごとに投与すべきである．国内の保険用量の上限1日4 g を遵守する場合には，1 g 6 時間ごと投与も可能である．参考のために，状況別の推奨投与量を表Ⅲ-14，腎機能に合わせた用量調節を表Ⅲ-15 に示す．

5 副作用，使用上の注意

セフェム系薬剤に共通した稀な副作用として中枢神経症状が知られているが，近年セフェピムによる脳症の発生の報告が相次ぎ，注目を集めている．これらの報告を受けて，米国食品医薬局(FDA)は2012年6月に，腎機能低下患者にセフェピム

表Ⅲ-15　腎機能に応じたセフェピムの投与量調節（文献6より引用，改変）

Ccr（mL/分）	推奨投与量と投与間隔			
>60（通常投与量）	500 mg 12 時間ごと	1 g 12 時間ごと	2 g 12 時間ごと	2 g 8 時間ごと
30〜60	500 mg 24 時間ごと	1 g 24 時間ごと	2 g 24 時間ごと	2 g 12 時間ごと
11〜29	500 mg 24 時間ごと	500 mg 24 時間ごと	1 g 24 時間ごと	2 g 24 時間ごと
<11	250 mg 24 時間ごと	250 mg 24 時間ごと	500 mg 24 時間ごと	1 g 24 時間ごと

間欠的血液透析の場合：1日目に1g投与，その後は0.5〜1gを24時間ごと，または1〜2gを48〜72時間ごと（透析日は透析終了後に投与）．

を投与する際に適切な投与量調節を行うよう警告を発表した[7]．セフェピム脳症の典型的な症状は，使用開始数日後に生じる非痙攣性てんかん重積である．γアミノ酪酸のレセプターを介する抑制性の神経伝達が阻害されることが原因と考えられているが，症状はセフェピムの投与を中止することで改善することが多い．腎機能低下がリスクファクターとして知られており，クレアチニンクリアランスの低下した患者には適切な用量調節と慎重な観察が必要である[8]．

セフェピムはそのスペクトラムの広さから万能の抗菌薬と考えられがちであるが，セフェピム脳症のリスクに加えて，ほかのセフェム系薬やペニシリナーゼ配合のペニシリン系薬と比べてセフェピムを使用した患者の致死率が有意に高かったとする報告が2006年，2007年に相次いで発表された[9,10]．その後，FDAが実施し2010年に発表されたメタ解析では，セフェピムの使用による有意な致死率の増加は認めなかったとの見解が示されている[11]．いずれにせよ，セフェピムが超広域の抗菌薬であることを認識し，不必要な場面での使用は控えたい．

理解を深めるための問題（解答 p 213）

問題 17　セフェピムの選択に関して最も適したものはどれか．1つ選べ．

A　セファゾリンへのアレルギー歴のある患者に対してセフェピムを使用した
B　ESBLs産生 *Klebsiella pneumoniae* の菌血症に対して，セフェピムを使用した

C 緑膿菌の関与が疑われる院内肺炎の empiric therapy として，セフェピムを使用した
D MRSA のカテーテル関連血流感染症に対して，セフェピムを使用した
E MSSA のカテーテル関連血流感染症に対して，セフェピムを使用した

文献

1) Pérez Pimiento A, et al：Aztreonam and ceftazidime：evidence of *in vivo* cross allergenicity. Allergy **53**：624-625, 1998
2) Andes DR, Craig WA：Cephalosporis, Mandell GL (ed)：Mandell, Douglas, and Bennett's Principles and Practice of Infectious Diseases, 7th ed, Churchill Livingstone, London, 2009
3) Calderwood SB：Cephalosporins
http://www.uptodate.com
4) Jacoby GA：AmpC beta-lactamases. Clin Microbiol Rev **22**：161-182, 2009
5) Harris PN, Ferguson JK：Antibiotic therapy for inducible AmpC β-lactamase-producing Gram-negative bacilli；What are the alternatives to carbapenems, quinolones and aminoglycosides? Int J Antimicrob Agents **40**：297-305, 2012
6) Drug information Lexicomp. Cefepime
http://www.uptodate.com
7) FDA Drug Safety Communication：Cefepime and risk of seizure in patients not receiving dosage adjustments for kidney impairment, June 26, 2012
http://www.fda.gov/Drugs/DrugSafety/ucm309661.htm（2014 年 3 月 10 日アクセス）
8) McNally A, et al：Cefepime；A rare cause of encephalopathy. Intern Med J **42**：732-733, 2012
9) Paul M, et al：Empirical antibiotic monotherapy for febrile neutropenia；Systematic review and meta-analysis of randomized controlled trials. J Antimicrob Chemother **57**：176-189, 2006 Epub 2005 Dec 12
10) Yahav D, et al：Efficacy and safety of cefepime；A systematic review and meta-analysis. Lancet Infect Dis **7**：338-348, 2007
11) Kim PW, et al：Meta-analysis of a possible signal of increased mortality associated with cefepime use. Clin Infect Dis **51**：381-389, 2010

参考文献

1) David NG, et al (eds)：Sanford Guides to Antimicrobial Therapy, 43rd ed, Antimicrobial Therapy, Texas, 2013
2) John GB, et al：Johns Hopkins ABX Guide：Diagnosis and Treatment of Infectious Disease, 2012, 3rd ed, Jones & Bartlett Publishers, Sudbury, 2011
3) Drug information Lexicomp. Ceftazidime
http://www.uptodate.com

〈馳　亮太〉

6 メロペネムとイミペネム・シラスタチンとドリペネム

> **ポイント**
> - 原因微生物を想定せずに，重症だからという理由のみでカルバペネムを使ったり，必要な培養検体を採取せず投与してはいけない．
> - カルバペネムでなければ治せない菌に対してのみ，本剤を使用する．重要なのは，医療関連感染症で問題になることが多いESBLs産生菌やAmpC型βラクタマーゼ過剰産生菌である．
> - カルバペネム系薬では一定の確率で交差耐性が存在する．そのため，使い分けは臨床では困難である．
> - 臨床的知見の蓄積があり，髄膜炎にも適応があるのはメロペネムである．

使用される臨床状況：カルバペネムを使うべきか，使うべきでないか？

　カルバペネムを適正に使用するためには，「カルバペネムは万能薬ではない」と認識する必要がある．ほかの抗菌薬が耐性で，カルバペネムでなければ治らないという状況は稀である(表Ⅲ-16)．きちんとペニシリン系・セフェム系などを使えば，臨床で問題になる菌の大部分はカバーできる．本項では，有効性と有害性とを天秤にかけて，使用すべき/すべきではない場面を3つに分けて解説する．

1 カルバペネムに期待すべき場面(有用性＞有害性)

　稀ではあるが，カルバペネムが必要な場面は存在する．ポイントは，カルバペネムでなければ治療できないような耐性菌が，原因微生物として想定(empiric therapy)または同定(definitive therapy)されるかどうかである．

■ definitive therapyにおける適応

　表Ⅲ-17のうち特に知っておくべきなのは，グラム陰性桿菌(GNR)の特殊なタイプに対する適応である．どの科でも入院中の感染症では，医療関連で問題になるGNR

表Ⅲ-16 カルバペネムの臨床的適応と使用すべきでない臨床状況

臨床状況	使用のメリット	市中感染症		医療関連（院内）感染症	
		頻度	例	頻度	例
カルバペネムを適応すべき臨床状況	有用性＞有害性	稀～たまに	市中のESBLs産生菌による重症感染症	たまに	ESBLs産生菌による重症感染症
感受性はあるが使用すべきではない臨床状況	有用性＜有害性	大部分	ペニシリン系，セフェム系が有効な菌による感染症*	大部分	ペニシリン系，セフェム系が有効な菌による感染症*
カルバペネムは使用できない（本来感受性がない）	有用性なし	たまに	結核，レジオネラ，リケッチア（ツツガムシ病，日本紅斑熱など），その他	頻繁に	MRSA, CNS, Candida, カルバペネム耐性GNR（Stenotrophomonas maltophilia など）

ESBLs：extended spectrum β-lactamase, CNS：コアグラーゼ陰性球菌, GNR：グラム陰性桿菌
*MSSA, 溶血性連鎖球菌, 肺炎球菌, 腸内細菌, SPACEなどでペニシリン系, セフェム系に感受性がある場合.
注：ここで示すカルバペネムの使用頻度は, 日本の市中病院全体でおおまかにとらえたものである. 当然, 病院・部署, 地域ごとに偏りがみられる.

表Ⅲ-17 definitive therapyにおけるカルバペネムの適応

GNR	ESBLs産生のGNR
	カルバペネムぐらいしか感受性が残っていないGNRによる感染症*
GPC	ペニシリン低感受性肺炎球菌による髄膜炎（VCMを使用しない場合）
GPR	ノカルジア（ST合剤との併用などで）

*専門的には, AmpC βラクタマーゼ産生菌などのことを指す. ただし, 日常診療でAmpC産生菌かどうかの判定はしない施設も多く, その場合は感受性検査結果をもとに判断する.
GPC：グラム陽性球菌, GPR：グラム陽性桿菌, VCM：バイコマイシン

であるSPACE（S：*Serratia*, P：*Pseudomonas aeruginosa*；緑膿菌, A：*Acinetobacter*, C：*Citrobacter*, E：*Enterobacter*）を考慮する必要がある.

SPACEを対象にする場合, カルバペネムと並んで有効なのが, ①抗緑膿菌作用がある第4世代セファロスポリン〔セフェピム（CFPM）, セフォゾプラン（CZOP）, セフピロム（CPR）〕と②抗緑膿菌ペニシリン〔ピペラシリン（PIPC）, PIPC/タゾバクタム（TAZ）〕である. カルバペネムはESBLs産生菌やAmpC型βラクタマーゼ過剰産生菌まで含めてカバーしている点ではこれらより優れている（表Ⅲ-17）. 逆に言えば, これらの「差」をカバーする必要がなければ, カルバペネムは不要である. なお, 第4世代セファロスポリンとPIPCは, カルバペネムやPIPC/TAZと

表Ⅲ-18　empiric therapy でのカルバペネム系抗菌薬の適応（当院案）

基準1	カルバペネムの適応	患者背景	①医療曝露歴	1), 2)のいずれかであり，かつ，カルバペネムでなければ治療できないような原因菌が想定される場合（参考：2012年日本版敗血症ガイドライン[1]) 1) 入院後発症（入院後48時間以上での発症） あるいは 2) 医療関連（3か月以内の入院歴または維持透析歴あり）
				または
			②患者自身のローカルファクター	3か月以内に，1)〜3)のいずれかの検出歴あり 　1) ESBLs 産生 GNR 　2) AmpC 産生 GNR(*Enterobacter, Serratia, Citrobacter, Proteus vulgaris, Providencia, Morganella*) 　3) カルバペネム以外の代替薬がない GNR
基準2	empiric therapy の適応		①重症度	重症敗血症・敗血症性ショック疑い（急性発症の意識障害，呼吸促迫，低酸素血症，凝固障害，血圧低下など）で，1時間以内の抗菌薬適応である
基準3	definitive therapy のために診断を詰める		①検体採取	想定される感染巣の検体を可能な限りすべて採取する 　①良質な痰や BALF（気管支肺胞洗浄液） 　②尿（尿カテーテル留置中では，尿カテーテルを入れ替えた後に採取） 　③除去すべきデバイスがあればその検体（中心静脈カテーテルや末梢静脈ラインの先端培養など） 　④ドレナージ・デブリドメンすべき感染巣があればその検体（根本的な外科的処置の前に抗菌薬投与を急ぐときは，診断目的の穿刺採取だけでも行っておく） 　⑤血液培養2〜3セット以上（心内膜炎を疑う場合は1時間以上あけて3セット以上） 　⑥髄液培養（シャント抜去時は先端培養も）
			②処方権限	1) definitive therapy への切り替えが可能な医師，あるいは， 2) 病院ごとに認められた状況・権限のもとで処方する（院内ガイドラインがあれば，それに従う）

注意：原則として基準1〜3をすべて満たすこと．

違って，*Bacteroides* などの横隔膜より下の嫌気性菌はカバーしない．

definitive therapy の投与期間

　感染巣別の治療期間と内服への移行が可能かによって決まる．一律に「カルバペネムは2週間限定」などとするものではない．

■ **empiric therapy における適応**

【基準1】と【基準2】でリスクアセスメント（表Ⅲ-18）

　empiric therapy でカルバペネムを投与するかどうかは，2つの基準によるリスクアセスメントに基づいて臨床判断を行う．

　【基準1】likelihood（カルバペネムでなければカバーできない原因菌がどれくらい想定されるのか）

　【基準2】impact（はずしたときのインパクト）

　陥りやすい誤謬として，基準1と基準2の片方のみを重視するあまり，「院内発症だから」とか「重症だから」といった言葉がひとり歩きしてカルバペネムが濫用さ

れていることがある．院内発症であっても，カルバペネムでなければ治療できない原因菌が想定されない場合は，適応ではないし（例：尿カテーテル関連尿路感染症で尿のグラム染色で連鎖状のグラム陽性球菌を多数認める場合），軽症の院内肺炎ではカルバペネムは適応ではない．重症であっても，empiric therapy が原則適応にならない重症感染症（例：敗血症を伴わない人工関節感染症）では，カルバペネムを empiric に投与してはならない．

　近年は市中発症でも ESBLs 産生菌が散見されるようになってきている．こうなると，基準 1 を満たさなくても，基準 2 のみを満たせばカルバペネムが必要になるのだろうか．現時点では，ESBLs 産生菌をどこまでルーチンにカバーすべきか確立したものはない．1 つ言えることとして，消化管穿孔や閉塞性化膿性胆管炎のように，重症敗血症であってもドレナージなどの外科的治療が十分にできる感染症では，empiric therapy としてカルバペネムをルーチンに使用しなくても問題になってないことも多い．

【基準 3】を忘れずに（表Ⅲ-18）

　【基準 1】と【基準 2】を満たしたうえで，現場で【基準 3】を満たしていれば，カルバペネムを empiric therapy として使用することは妥当である．

　基準 3 をわざわざ設けた理由は，「とりあえずの血液培養 2 セット採取」しかされなかったり，「とりあえずの各種培養提出」だけされたりと，抗菌薬開始前に「想定される診断を詰める」という作業が不十分な場面に遭遇することがあるからである．カルバペネムの開始から数日後には，有効かつ有害性が少ない最適治療 definitive therapy のレジメンへ切り替える必要があるのだから，「先の見えない」場合に「とりあえずカルバペネム」というのは避けてほしい．カルバペネムを使うレベルの医師に要求されるのは，刹那的な「第一選択薬選び」ではなく，治療期間を含む「感染症診療の見通し」を立てる能力である．

　また，カルバペネムは事前許可制や届け出制の対象になることが多いので，病院ごとの処方システムに従う必要もある．

■ **empiric therapy の投与期間**

　原因微生物と感受性結果が判明するまで．

2　カルバペネムに期待してはならない場面（有用性なし）

　敗血症の疑いで，カルバペネムが有用でない場面は，表Ⅲ-19 の原因微生物が想

表Ⅲ-19 カルバペネムではカバーできない敗血症の原因微生物

	市中	院内
GPC	市中型MRSA(日本ではまだ稀)	MRSA MRCNS(*S. epidermidis*などCNSの大半はメチシリン耐性である) *Enterococcus faecium*
GNR		MDRP(多剤耐性)緑膿菌 *Stenotrophomonas maltophilia*
GPR		*Clostridium difficile*
非定型	リケッチア レジオネラ	
そのほか	ウイルス(インフルエンザなど)	
	抗酸菌(結核など)	
	真菌(*Pneumocystis*など)	真菌(*Candida*など)
	原虫(マラリアなど)	

注:市中・院内の分類はおおまかなもの.

定されるときである.これらを鑑別することなく,安易に敗血症だからカルバペネムを使うことの恐ろしさを肝に銘じておく.

例:原因不明の敗血症性ショックで「重症だからカルバペネムを投与」していたら発疹が出てきた→薬疹と思ったら日本紅斑熱と判明しミノサイクリンを投与した.

3 感受性はあるがカルバペネムを忌避しなければならない場面(有用性<有害性)

カルバペネムの「温存」は推奨しない.むしろ忌避すべきである.
抗菌薬は「滅菌剤」ではなく,「菌交代剤」である

抗菌薬は,あらゆる菌を皆殺しにするような「滅菌剤」ではない.どんな抗菌薬であれ,必ず菌交代を起こす.「伝家の宝刀」といわれるカルバペネムぐらい広域な抗菌薬を投与すれば,菌交代で残るものもないから,予防によいだろうと信じている人がいるが,カルバペネムは「GNRのカバーに関して広域」というだけである.カルバペネム曝露歴のある患者では,*Candida*や多剤耐性GNRなどカルバペネムが無効な微生物(表Ⅲ-19)による感染症を起こしやすくなる.広域抗菌薬を投与すればするほど,予防どころか,菌交代によって次に感染症を発症した際の治療薬がなくなっていく.

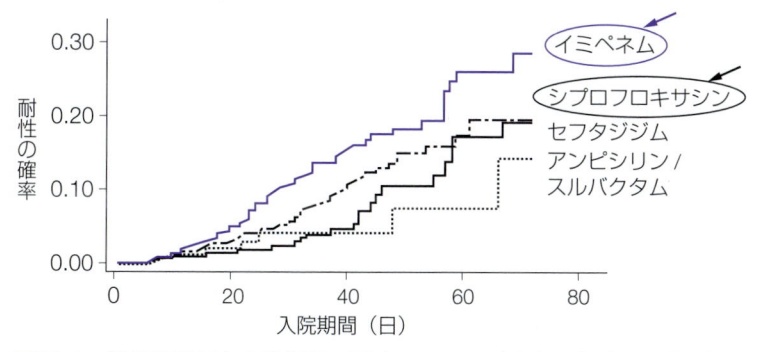

図Ⅲ-1　抗菌薬使用と入院期間に関連したGNR（腸内細菌科・緑膿菌）の耐性（文献2より引用，改変）

カルバペネムは，「緑膿菌の耐性化の誘導薬」である

　緑膿菌は抗菌薬投与中に耐性が誘導されやすい．特にカルバペネムは，ほかの抗菌薬と比較して，薬剤耐性誘導のリスクが高い（図Ⅲ-1）[2]．

カルバペネムは，ペニシリン系・セフェム系に比べて「強い」抗菌薬ではない

　スペクトラムの「広さ」と抗菌薬の「強さ」（臨床的有効性）に直接の関係はない．ペニシリン系・セフェム系薬が感受性であった場合，カルバペネムのほうが有効性に勝るという報告はなく，基本的に同等である．また，βラクタム系は一般的には殺菌性抗菌薬といわれるが，カルバペネムは腸球菌に対して殺菌的効果を有しない．

ペニシリン系・セフェム系が有効なときは，忌避すべき

　前記に示した有効性と有害性を天秤にかけると，「ペニシリン系・セフェム系薬が使えるならば，カルバペネムは忌避する」という戦略をとったほうが，安全である．

特に市中感染症には不要！

　市中感染症では，耐性度の高いGNRはほとんど関与しないため，原則として不要である．市中でカルバペネムが必要になる例外があるとすれば，尿のグラム染色などから腸内細菌科のGNRが疑われる重症敗血症・敗血症性ショックで，ESBLs産生菌も考慮しなければならない状況などである．

カルバペネムを使うとして，どの薬剤を選ぶか

臨床的な使い分けは，意味がない

　特殊な状況〔*Nocardia, Mycobacterium abscessus*に対するイミペネム（チエナム®：イミペネム・シラスタチン合剤）など〕を除くと，いままでの知見からは，カルバペ

ネムの臨床的な使い分けは意味がないし，不可能とされている．*in vitro* のデータ（細菌学的または薬理学的）では差があっても，*in vivo* で特定のカルバペネムが，ほかに対して優越性を示した質の高い臨床研究は見当たらない[3]．感染症の教科書 Mandell の「Antibacterial activity」の項目には *in vitro* の情報としてカルバペネムの「違い」が記載されているが，「Clinical use」の項目には「Generally speaking, doripenem, imipenem, and meropenem are therapeutically equivalent and interchangeable（同等かつ交換可能）」と記載されている[4]．

使い分けがなぜ無意味なのか，臨床微生物学的にはとてもわかりやすい理由がある．それはカルバペネム同士は，同じクラスの薬剤であり，メロペネム（メロペン®）が耐性であればドリペネム（フィニバックス®）も耐性といったように，一定の確率で交差耐性が存在するからである[5]．そして，カルバペネムが適応になるような場面で empiric な投与をする際に，この交差性を予測することは事実上不可能である．そのため，臨床でルーチンに使用すべきカルバペネムは1種類で十分である．

臨床的知見の蓄積があり，髄膜炎にも適応があるのはメロペネム

これまで臨床的知見が蓄積しているのは，イミペネム・シラスタチンとメロペネムである[1]．また，髄膜炎に関して実績があるのはメロペネムのみで，イミペネムとドリペネムは不十分である．日本では2012年5月25日，ドリペネムの化膿性髄膜炎の適応が承認されたが，インタビューフォームによると第Ⅲ相試験で評価可能だった髄膜炎例は2例との記載である．2014年3月現在，PubMed で「doripenem meningitis」で検索しても7件しかなく有効性を評価した臨床での比較研究はない．

肺炎に関して，米国ではドリペネムの適応が承認されていない．2012年1月5日，FDA は「重大な安全性の懸念（significant safety concerns）」があるとして，人工呼吸器関連肺炎を対象にしたドリペネムとイミペネムの多施設二重盲検無作為化比較第Ⅲ相試験を中止した．ドリペネム群で死亡率が高かったためである[6]．

カルバペネムの投与法

メロペネムを例に表Ⅲ-20, 21 に示す．βラクタム系薬であり時間依存性なので，きちんと分割・時間指定して頻回に投与することが大切である．

カルバペネムの適正使用のすすめ方

カルバペネムを使用したいとき，「重症であとがない」という重要な臨床判断に基

表Ⅲ-20　メロペネムの用法・用量(成人)

成人(Johns Hopkins POC-IT ABX Guide, 2011年版, http://prod.hopkins-abxguide.org/より引用, 改変)

Ccr(mL/分)	正常〜50	50〜25	25〜10	10未満	維持透析	持続血液透析
軽症〜中等症	1 g 8時間ごと	1 g 12時間ごと	0.5 g 12時間ごと	0.5 g 24時間ごと	0.5 g 24時間ごと(透析日は透析後になるよう)	1 g 12時間ごと[*2]
重症または中枢神経系感染症	2 g 8時間ごと[*1]	1 g 8時間ごと	1 g 12時間ごと	1 g 24時間ごと	1 g 24時間ごと(透析日は透析後になるよう)	2 g 12時間ごと[*2]

[*1] 2013年12月の改訂で，化膿性髄膜炎に対して保険適用となった．
[*2] 持続血液透析は日米で差があるため改変したが，正確性は不明．

表Ⅲ-21　メロペネムの処方例と特徴

通常使用量	0.5〜2 g 8時間ごと[*1〜3](表Ⅲ-20参照)
血中濃度ピーク	1 g 投与時 53.14 μg/mL[*1]
血中半減期	1時間[*1]
脳脊髄液への移行性	炎症時：15%[*2]，非炎症時：10%[*2]
排泄経路	腎臓
副作用	ほかの抗菌薬と同様にCDI(偽膜性腸炎含む)のリスク[*1]
	痙攣のリスクはイミペネムより低い[*1]
相互作用	バルプロ酸の血中濃度を低下させる[*1]
	ガンシクロビルとの併用で，痙攣閾値が低下する[*3]
妊娠時の安全性(FDAカテゴリー)	B：動物実験では胎児に対するリスクが確認されていないが，妊婦に対する適切な，対照のある研究が存在しないもの．または，動物実験で有害な作用が確認されているが，妊婦による対照のある研究では，リスクの存在が確認されていないもの

[*1] インタビューフォーム
[*2] Burke AC：Antibiotic Essentials 2012, Jones & Bartlett Publishers, Sudbury, 2012
[*3] David N, et al：The Sanford Guide to Antimicrobial Therapy 2013, 43rd ed, Antimicrobial Therapy Inc, Sperryville, 2013

づいていることが多い．その場合，「カルバペネムは将来のために温存したほうがよい」というロジックでカルバペネムの使用を制限するのは理にかなっていない．むしろ，「重症であとがない」という状況に対して「本当に」最適な抗菌薬を選択することが重要である．

カルバペネムを必要とする状況(表Ⅲ-17，18)は，同時に，MRSAや*Candida*などほかの医療関連の微生物の感染リスクでもあることがわかっている[7]．したがって，カルバペネムの選択が念頭に上がる状況では，むしろ「カルバペネムでは

不十分」ではないかと考える必要がある．

カルバペネムは万能薬ではなく，伝家の宝刀でもない．温存すべき薬ではなく，必要でない限り忌避すべき薬である．

理解を深めるための問題（解答 p 214）

問題 18 特に緑膿菌の耐性を誘導しやすい抗菌薬はどれか．1つ選べ．

A ペニシリン系，グリコペプチド系
B ペニシリン系，セファロスポリン系
C ペニシリン系，キノロン系
D カルバペネム系，グリコペプチド系
E カルバペネム系，キノロン系

●文献

1) 日本集中治療医学会：日本版敗血症診療ガイドライン 2012
 http://www.jsicm.org/SepsisJapan2012.pdf（2014 年 2 月アクセス）
2) Robert C, Owens Jr：An overview of harms associated with beta-lactam antimicrobials；where do the carbapenems fit in? Crit Care **12** Suppl 4：1-11, 2008
3) 羽田野義郎, 大曲貴夫：カルバペネムと抗 MRSA 薬を正しく使用せよ．Intensivist **3**：91-100, 2011
4) Chambers HF：Carbapenems and Monobactams, Mandell GL, et al（eds）：Mandell, Douglas, and Bennett's Principles and Practice of Infectious Diseases, 7th ed, pp 341-345, Churchill Livingstone, London, 2009
5) 三鴨廣繁, 山岸由佳：カルバペネム系抗菌薬の使い方, 日本化学療法学会（編）：抗菌薬適正使用生涯教育テキスト, pp 91-111, 日本化学療法学会, 2008
6) FDA Statement on recently terminated clinical trial with Doribax（doripenem）, Safety Announcement［01-05-2012］
 http://www.fda.gov/Drugs/DrugSafety/ucm285883.htm（2014 年 2 月アクセス）
7) Safdar N, et al：The commonality of risk factors for nosocomial colonization and infection with antimicrobial-resistant Staphylococcus aureus, enterococcus, gram-negative bacilli, Clostridium difficile, and Candida. Ann Intern Med **136**：834-844, 2002
8) Carmeli Y, et al：Emergence of antibiotic-resistant *Pseudomonas aeruginosa*；Comparison of risks associated with different antipseudomonal agents. Antimicrob Agents Chemother **43**：1379-1382, 1999

〈久保健児〉

7 シプロフロキサシンとレボフロキサシンとモキシフロキサシン

> **ポイント**
> - ◎ キノロン系薬は数多くあるが，その特徴（特にスペクトラム）から，覚えるべきものはシプロフロキサシン，レボフロキサシン，モキシフロキサシンの3つしかない．
> - ◎ どれも bioavailability がよく，内服抗菌薬として使用する場合に活躍することが多い．
> - ◎ 重症感染症のシメにも使えることがあるが，あくまでもシメというスタンスがよい．
> - ◎ 抗緑膿菌作用をもった数少ない内服抗菌薬であることを忘れないようにする．
> - ◎ βラクタムアレルギーがある場合にはよい適応となることが多い．

キノロン系薬の特徴

　国内には多数のキノロン系薬がある．細かい使い分けをしたくなるし，そして混乱することになる．しかし，世代の違うキノロンでは臨床的に重要な違いはあるものの，同世代間では大きな差はそれほどない．エビデンスの点からも覚えるべき抗菌薬は限られる．おおまかなキノロン系薬の分類とスペクトラム，覚えるべき抗菌薬を表Ⅲ-22 に示す．

　きわめてシンプルにみえるかもしれないが，臨床的にはこの程度の切り口でスペクトラムの違いを意識するくらいで問題になることは少ないし覚えやすい．また，キノロン系薬は broad spectrum であり患者の忍容性も高い〔薬物の服用によって有害作用（副作用）が発生したとしても，被験者が十分耐えられる程度であれば「忍容性が高い（よい）薬物」であるという〕．このような特徴からキノロン系薬は外来診療などで濫用されやすいが，近年，キノロン耐性菌の蔓延だけでなくキノロン使用でもメチシリン耐性黄色ブドウ球菌（MRSA）が発生することや，クロストリジウ

表Ⅲ-22　おおまかなキノロン系薬の分類とスペクトラム

	グラム陰性桿菌	クラミドフィラ，マイコプラズマ，レジオネラ，緑膿菌	グラム陽性球菌，特に肺炎球菌	嫌気性菌
第1世代	基本的には使用しない			
第2世代(旧)	基本的には使用しない			
第2世代(新)	シプロフロキサシン			
第3世代	レボフロキサシン*			
第4世代	モキシフロキサシン			

＊緑膿菌に対して最も抗菌活性が高い．

ム・ディフィシル感染症の発生が問題となっている[1]．適正使用を心がけ必要なときのみ処方したい．また，キノロン系薬は一般的に結核菌に対する抗菌活性を有する．結核の感染をマスクする可能性があるだけではなく，二次抗結核薬として大切に温存されておくべきものである．やや達人の域にあるようにみえるが，「キノロン系薬は使ったことがないのでよくわかりません」と言えるようになることも不可能ではないかもしれない．

以下に3剤の特徴を解説しながらその実践的な使用について考える．

シプロフロキサシン(シプロキサン®)

1　臨床的な側面を踏まえた特徴(表Ⅲ-23)

1) 緑膿菌を含む耐性傾向の強いグラム陰性桿菌(SPACE：*S*erratia，*P*seudomonas，*A*cinetobacter，*C*itrobacter，*E*nterobacter)に活性がある
2) 前立腺への移行がよい
3) 連鎖球菌(特に肺炎球菌)は外していると考える
4) 生物学的利用率(bioavailability)がよい(80%程度)
5) 国内では投与量がやや少ない

覚えるべきキノロン系薬全般にいえるが，非定型微生物と緑膿菌に活性のある点が大きな特徴である．キノロン系薬は全般的に broad spectrum であり，何でも効きそうなイメージがあるが，シプロフロキサシンは肺炎球菌などの連鎖球菌と嫌気性菌を外していることを覚えることが重要である．この余計なスペクトラムがない

表Ⅲ-23 シプロフロキサシンとレボフロキサシンとモキシフロキサシンの処方例と特徴

	シプロフロキサシン	レボフロキサシン	モキシフロキサシン
標準使用量	500 mg 内服/400 mg 静注 1 日 2 回（緑膿菌には可能であれば 400 mg 静注 1 日 3 回）	750 mg 内服/静注 1 日 1 回	400 mg 内服 1 日 1 回 病的肥満者でも増量の必要はない
保険適用量	100〜200 mg 内服/300 mg 静注 1 日 2 回	500 mg 内服/静注 1 日 1 回	400 mg 内服 1 日 1 回
腎障害がある場合の用量調節	Ccr≦50 では，通常量の 50%量とする	20≦Ccr＜50 　初日 500 mg を 1 回，2 日目以降 250 mg を 1 日 1 回投与 Ccr＜20 　初日 500 mg を 1 回，3 日目以降 250 mg を 2 日に 1 回投与	調節不要
bioavailability	80%	99%	90%
血中濃度ピーク	1.8〜4.6 µg/mL	5.7〜8.6 µg/mL	4.5 µg/mL
血中半減期（正常腎機能）	3〜6 時間	6〜8 時間	10〜14 時間
脳脊髄液への移行性	26%	30〜50%	—
排泄経路	腎臓（55%），腸管（40%）	腎臓（80%以上）	肝臓
副作用	クロストリジウム感染症はニューキノロン使用者に多い，中枢神経毒性（めまい，痙攣）があり，NSAIDs で増強される可能性あり，光線過敏症，QT 延長，血糖異常（高血糖・低血糖）		
薬剤相互作用	レボフロキサシンは多価陽イオンによるキレート化・吸収阻害が起こる．よって，制酸薬，鉄製剤，乳製品，マルチビタミンとの併用は避ける QT 延長の可能性のある薬剤との併用を避ける（抗不整脈薬：アミオダロン，ジソピラミド，フレカイニド，プロカインアミド，キニジン，キニーネ，ソタロール．抗感染症薬：アゾール系薬，クラリスロマイシン，エリスロマイシン，ペンタミジン，非核酸系逆転写酵素阻害薬，プロテアーゼ阻害薬．降圧薬：ニカルジピン．中枢神経薬：ハロペリドール，フェノチアジン系薬，三環系薬など）		
妊娠時の安全性（FDA カテゴリー）	C：動物実験では胎児への有害作用が証明されていて，適切で対照のある妊婦への研究が存在しないもの．しかし，薬物の潜在的な利益によって，潜在的なリスクがあるにもかかわらず妊婦への使用が正当化されることがありうる		

という特徴を生かした使用を心がけるようにしたい．覚えるべきキノロン系薬のなかでもシプロフロキサシンは，緑膿菌に対して最も抗菌活性が高い．ほかのキノロンで感受性がある場合にどこまで臨床的な違いがあるかは難しいが，緑膿菌がからんだ重症感染症のシメとしての使用はよい選択肢となる．国内の保険適用量は点滴薬，内服薬ともに pharmacokinetics/pharmacodynamics (PK/PD) に基づいた投与量と比較すると若干少ない印象がある．

2 国内での実践的処方例

市中の重症肺炎での非定型カバーとして
セフトリアキソンに加えてシプロフロキサシン 1 回 300 mg 1 日 2 回，点滴静注（理想は 1 回 400 mg 以上）．

市中の尿路感染症
- 膀胱炎：内服 1 回 200〜300 mg 1 日 2 回，3 日間（理想は 1 回 250 mg）
- 腎盂腎炎：内服 1 回 400 mg 1 日 2 回，7 日間（理想は 1 回 500 mg）
- 急性前立腺炎：内服 1 回 400 mg 1 日 2 回，10〜14 日間（理想は 1 回 500 mg）

市中の細菌性下痢症
内服 1 回 400 mg 1 日 2 回，3〜5 日間（理想は 1 回 500 mg）．

緑膿菌がからんだ重症感染症のシメに
腹腔内感染症でクリンダマイシンやメトロニダゾール，アモキシシリン/クラブラン酸と併用してシプロフロキサシン内服 1 回 400 mg 1 日 2 回（理想は 1 回 500〜750 mg）．

3 筆者の見解

投与量が国内では全般的にやや少なめではあるが，それによる治療失敗はあまりないように思う．処方例には書いたが，筆者は尿路感染症にはキノロンは使用しない．特に妊娠可能女性では尿路感染症の背後に性行為が必ずある．また，キノロン耐性の腸内細菌も多いため，βラクタム系薬で十分なことが多い．細菌性腸炎でもキノロン耐性の *Campylobacter* が渡航歴の有無によらず増加しているが[2]，腸炎での使用であれば治療失敗となるリスクは低いと考える．

レボフロキサシン(クラビット®)

1 臨床的な側面を踏まえた特徴(表Ⅲ-23)

1) 緑膿菌を含む耐性傾向の強いグラム陰性桿菌(SPACE)に活性がある
2) 前立腺への移行がよい(しかし,あえて尿路感染症で使用する必要はない)
3) 肺炎球菌など連鎖球菌のカバーがある(レスピラトリーキノロン)
4) bioavailability がよい(99%)
5) 国内の投与量が実はやや少ない

　レボフロキサシンはシプロフロキサシンの感受性に加えて肺炎球菌などの連鎖球菌のカバーが加わったもので,それゆえにレスピラトリーキノロンといわれ気道感染症を中心に使用できる.投与方法も以前のような分割投与ではなく,PK/PDに基づいた濃度依存性を踏まえた1日1回500 mgの投与が可能となった.しかし,レボフロキサシンはもはやレスピラトリーキノロンとはいえず,肺炎球菌に対する最小発育阻止濃度(MIC)が 0.5 mg/L 以下の抗菌活性を有するものがレスピラトリーキノロンであるという意見がある.肺炎球菌の MIC は「シプロフロキサシンで 3.13,レボフロキサシンで 1.56,モキシフロキサシンで 0.12」とされている.そこで近年ではレボフロキサシンは1回の投与量 750 mg が標準となり,この高用量レボフロキサシンに限ってレスピラトリーキノロンに位置付けられている.よって,1日1回 500 mg の投与が可能となったが,投与量は点滴薬,内服薬ともに若干少ない量である.

2 国内での実践的処方例

市中の重症肺炎での定型+非定型カバーとして
　レボフロキサシン 1回 500 mg 1日1回,点滴静注(理想は1回 750 mg のため,内服で 250 mg を追加し 750 mg にするという意見もある).

緑膿菌がからんだ重症感染症のシメに
　腹腔内感染症でメトロニダゾールと併用してレボフロキサシン内服1回 500 mg 1日1回(理想は1回 750 mg).

3 筆者の見解

　市中肺炎であるが典型的な病歴，X線所見がない場合に非定型微生物としてクラミドフィラも含めて治療したい場合，レボフロキサシン単剤がよい適応のように思う．国内の用量でも肺炎球菌による治療失敗の経験は少ない印象がある．骨髄炎に関してもキノロン系薬は良好なデータが多い．研究の多くは歴史の長さからかシプロフロキサシンの使用が多いが，筆者は骨髄炎ではレボフロキサシンを使用する．

モキシフロキサシン（アベロックス®）

1 臨床的な側面を踏まえた特徴（表Ⅲ-23）

1）肺炎球菌など連鎖球菌のカバーがあり，抗菌活性もレボフロキサシンよりよい
2）緑膿菌を含む耐性傾向の強いグラム陰性桿菌（SPACE）に活性があるが，緑膿菌への活性はシプロフロキサシンに劣る
3）尿路への移行が悪いので，尿路感染症には不向きである
4）bioavailability がよい（90%）
5）嫌気性菌のカバーがある

　モキシフロキサシンの最大の特徴は嫌気性菌のスペクトラムがあることであろう．腹腔内感染症でピペラシリン・タゾバクタムよりも良好だったというデータもあり[3]，嫌気性菌が関与した感染症によい適応になる．しかし，嫌気性菌が必ずしも関与していない感染症で使用する場合には害にもなるため，積極的に気道感染症で使用するかは躊躇するくらいがちょうどよいであろう．一方，mutant prevention concentration（MPC）profile の理論値から耐性を獲得しにくいとされる特徴があり，世界で最も耐性菌の少ない国の1つであるオランダの肺炎ガイドラインにはこの特徴から推奨薬の1つとして記載されている．気道感染症でも，どうしても外来治療しないといけない医療曝露のある誤嚥性肺炎や肺膿瘍は適応となるかもしれない．腹腔内感染症では単剤で治療可能であり，魅力的な場合がある．

2 国内での実践的処方例

どうしても外来治療しなくてはいけない医療曝露のある誤嚥性肺炎・肺膿瘍，軽症～中等症の腹腔内感染症

モキシフロキサシン内服1回400 mg 1日1回.

理解を深めるための問題（解答 p 214）

問題 19 次のなかで正しいものはどれか．1つ選べ．

A シプロフロキサシンは肺炎球菌の活性に優れている
B レボフロキサシンには嫌気性菌のカバーがある
C モキシフロキサシンは緑膿菌に対する活性がキノロンのなかで最も優れている
D キノロン系薬は全般的に bioavailability が悪い
E キノロン系薬は忍容性が高い薬物であり濫用されやすく，近年キノロン耐性菌の蔓延が問題となっている

● 文献

1) Weber SG, et al：Fluoroquinolones and the risk for methicillin-resistant *Staphylococcus aureus* in hospitalized patients. Emerg Infect Dis **9**：1415, 2003
2) Smith KE, et al：Quinolone-resistant *Campylobacter jejuni* infections in Minnesota, 1992-1998. Investigation Team. N Engl J Med **340**：1525, 1999
3) Malangoni MA, et al：Randomized controlled trial of moxifloxacin compared with piperacillin-tazobactam and amoxicillin-clavulanate for the treatment of complicated intra-abdominal infections. Ann Surg **244**：204, 2006

（岸田直樹）

8 ゲンタマイシンとトブラマイシンとアミカシン

ポイント

- 単剤で使用される場面は少なく，GNR に対する治療とグラム陽性菌に対する相乗効果を期待してβラクタム系薬と併用されることが多い．
- 古典的な分割投与と1日1回投与法があるが，最近では1日1回投与法のほうが好まれる．
- 5日以上投与する場合には，therapeutic drug monitoring を行いながら使用する．
- アミノグリコシド系薬の日本の保険承認量は海外と比べて著しく少ないが，十分な効果を発揮させるには，適切な用量を用いるべきである．

スペクトラム（表Ⅲ-24），使用すべき臨床状況

1 単剤使用

アミノグリコシド系薬は，グラム陰性桿菌（GNR）に活性を有する抗菌薬が乏しかった時代には重宝されたが，緑膿菌を含む GNR に効果の高いβラクタム系薬が増えてきた現在では単剤で用いられることはほとんどない．あえて挙げるとすれば，βラクタム系薬にアレルギーのある患者の尿路感染症では単剤で使用されることがあるかもしれない．

2 βラクタム系薬と併用する場合

GNR に対する治療

通常量を用いるが，初期はβラクタム系薬と併用することが多い．生命予後の改善や耐性菌の誘導を減らすことを期待して併用されてきたが，いずれも臨床試験で有効性は証明されていない．発熱性好中球減少症（febrile neutropenia：FN）の治療でもβラクタム系薬単剤とβラクタム系薬＋アミノグリコシド系薬の併用では

表Ⅲ-24　アミノグリコシド系薬の共通スペクトラムと各薬剤の使い分け

共通のスペクトラム	ゲンタマイシン	トブラマイシン	アミカシン
・グラム陽性球菌：通常，単独では用いない．腸球菌，黄色ブドウ球菌には相乗効果を目的として他剤と併用される場合がある ・グラム陰性桿菌：有効（緑膿菌を含む） ・嫌気性菌：無効	通常の感染症で用いられることが多い．腸球菌による感染性心内膜炎でβラクタム系薬とともに併用されることがある	in vitroでは緑膿菌に対する活性が最も高く，緑膿菌感染症に用いられる	ゲンタマイシンやトブラマイシンに耐性の菌でもアミカシンには感受性が残ることが多く，多剤耐性菌の治療に用いられる

　予後は変わりなく，単剤治療のほうが副作用は少ない[1]．ただし近年，extended spectrum beta lactamases(ESBLs)産生菌が市中でも増加傾向にあり，カルバペネムを温存したい場合にβラクタム系薬にアミノグリコシドを併用することがしばしばある．特に血行動態が不安定な場合は，培養結果が判明するまで最初の3日間程度併用することがある．

■ グラム陽性菌に対して相乗(synergy)効果を期待して用いる場合
腸球菌に対する投与
　腸球菌に対するアミノグリコシド感受性はGNRに対する濃度(せいぜい数μg/mL)とは桁違いに高い濃度で調べる．腸球菌のアミノグリコシドに対する高度耐性は，Clinical and Laboratory Standards Institute(CLSI)M100-S20の基準では，微量液体希釈法でゲンタマイシンの最小発育阻止濃度(MIC)500μg/mL以上で高度耐性と報告される．ディスク拡散法を用いる場合は，120μg含有ゲンタマイシンディスクを用い，阻止円が6mm以下で耐性，7〜9mmは不確定，10mm以上で感受性と報告される．古典的な分割投与を行う．

メチシリン感受性黄色ブドウ球菌(MSSA)への投与には注意
　歴史的に黄色ブドウ球菌による感染性心内膜炎の治療初期に黄色ブドウ球菌用ペニシリンや第1世代セファロスポリンと併用して3〜5日間用いられてきた．しかし，近年ではこの使用法に否定的なデータが報告されている．黄色ブドウ球菌菌血症に対する併用療法により菌血症の陰性化が1日程度短縮されるものの，死亡率に影響を与えないとされていた[2]．それでも，短期間の使用であれば腎機能に対する影響は少ないと考えられてきたが，最近では2日間以内の短期間使用でも腎機能障

害をきたすことがあると報告されており，ルーチンの使用は慎むべきではないかという疑問が投げかけられている[3]．

投与法

古典的な分割投与と1日1回投与のどちらがよいか

1日1回投与法は分割投与に比べて有効性は同等もしくは良好で，腎毒性が少ない傾向にあるとされる．アミノグリコシド系薬は濃度依存性であり，分割するよりも1日量をまとめて投与したほうが効果は高いとされる．

1日1回投与が好ましくない臨床状況としては，腸球菌による感染性心内膜炎（相乗効果）とFNがある．1日1回投与が可能になるのは，アミノグリコシドのpost antibiotic effect（PAE）によるといわれる．これは好中球の存在下で発揮されるため，FNでは理論的には十分な効果が得られない．感染性心内膜炎も疣贅のなかには好中球が遊走しにくく，局所はある種の好中球減少状態であるため，好ましくないとされる．

しかし，最近では1日1回投与が適応になる場面が増えてきており，筆者もβラクタム系薬と併用する場合はFNでも1日1回投与を勧めている．

用法・用量（表Ⅲ-25）

具体的な投与方法についての詳細は「抗菌薬TDMガイドライン」（抗菌薬TDMガイドライン作成委員会）を参照するとよい．腎機能異常のある場合は用量調節が必要であるが（表Ⅲ-26），初回は腎機能異常があっても通常量を投与する．

なお，アミノグリコシド系薬は脂肪組織に入りにくく，病的肥満のある患者の場合，体重をそのまま投与量に使用すると過剰投与になる．低体重または過体重の場合，以下の補正体重を用いて投与設計を行う[4]．

・理想体重（kg）＝身長（m）×身長（m）×22
・低体重（実測体重／理想体重＜0.75）の場合：補正体重＝実測体重×1.13
・過体重（実測体重／理想体重＞1.25）の場合：補正体重＝0.43×（実測体重－理想体重）＋理想体重

血中濃度測定のタイミング

5日以上投与する場合には，血中濃度を測定してtherapeutic drug monitoring（TDM）を行うことが推奨されている．狙うべきピーク値とトラフ値は表Ⅲ-25の通りである．

表Ⅲ-25 ゲンタマイシン，トブラマイシン，アミカシンの処方例と特徴（投与量は腎機能が正常の場合）

	ゲンタマイシン	トブラマイシン	アミカシン
古典的な分割投与	初回 2 mg/kg，次回から 1.7 mg/kg 8 時間ごと（ピーク値 4〜10 μg/mL，トラフ値 1〜2 μg/mL）		初回 7.5 mg/kg 12 時間ごと（ピーク値 15〜30 μg/mL，トラフ値 5〜10 μg/mL）
1 日 1 回投与	5〜7 mg/kg/日〔ピーク値狙うなら 20 (15〜25) μg/mL，トラフ値 <1 μg/mL〕		15 mg/kg/日（ピーク値狙うなら 56〜64 μg/mL，トラフ値 <1 μg/mL）
腸球菌に対する相乗効果目的	1 mg/kg 8 時間ごと（ピーク値は測定しないことが多い．トラフ値 <1 μg/mL）	―	―
保険適用量	通常，1 日 3 mg（力価）/kg を 3 回に分割，増量する場合は，1 日 5 mg（力価）/kg を限度とし，3〜4 回に分割して投与	通常，膀胱炎および腎盂腎炎には，1 日 120 mg（力価）を 2 回に，その他の感染症には，1 日 180 mg（力価）を 2〜3 回に，それぞれ分割して投与	通常，1 回 100〜200 mg（力価）を 1 日 2 回投与
血中半減期[5]	1.8 時間	2.5 時間	1.4〜2.3 時間
脳脊髄液への移行性	不良	不良	不良
排泄経路	腎臓	腎臓	腎臓
副作用	腎毒性，耳毒性/前庭神経障害，神経筋ブロック		
相互作用	ループ系利尿薬との併用で蝸牛障害が増強，ほかの腎障害作用のある薬剤（アムホテリシン B，ホスカルネット，cidofovir，バンコマイシン，造影剤など）との併用で腎障害が増強，ペニシリン系薬剤を in vitro で不活化するので点滴バッグ・ライン内での混合を避ける		
妊娠時の安全性（FDA カテゴリー）	D：使用・市販後の調査，あるいはヒトを用いた研究によってヒト胎児のリスクを示唆する明らかなエビデンスがあるが，潜在的な利益によって，潜在的なリスクがあるにもかかわらず妊婦への使用が正当化されることがありうる		

　投与開始してから 3 回目かそれ以後，また投与量を変更してから 3 回目かそれ以後に測定を行う．トラフ値は投与前 30 分以内に採血を行う．ピーク値を測定する場合には，30 分間かけて投与し，終了 30 分後に採血を行う．

表Ⅲ-26　腎機能障害のある成人患者へのアミノグリコシド系薬の投与量調整

薬剤	正常腎機能での投与	腎機能レベルによる投与量の調整計算上のCcr(mL/分)と投与量・間隔		
分割投与		>50～90	10～50	<10
ゲンタマイシン，トブラマイシン	1.7 mg/kg 8時間ごと	100%を 8時間ごと	100%を12～24時間ごと	100%を48時間ごと
アミカシン	7.5 mg/kg 12時間ごと	7.5 mg/kg 12時間ごと	7.5 mg/kg 24時間ごと，Ccr<30 15 mg/kgを週2～3回	15 mg/kg 透析後　週3回
1日1回投与		80＞　60～80　40～60　30～40	20～30　10～20	0～10
		24時間ごとの投与量(mg/kg)	48時間ごとの投与量(mg/kg)	72時間ごとおよび透析後(mg/kg)
ゲンタマイシン，トブラマイシン	5～7 mg/kg	5.1　4　　3.5　2.5	4　　3	2
アミカシン	15 mg/kg	15　12　7.5　4	7.5　4	3

各薬剤の使い分け

ゲンタマイシン（ゲンタシン®）

通常の感染症で用いられることが多い．腸球菌による感染性心内膜炎でβラクタム系薬とともに併用されることがある．

トブラマイシン（トブラシン®）

in vitro では緑膿菌に対する活性が最も高く，緑膿菌感染症に用いられる．

アミカシン（アミカシン®）

ゲンタマイシンやトブラマイシンに耐性の菌でもアミカシンには感受性が残ることが多く，多剤耐性菌の治療に用いられる．

少なすぎる日本の保険適用量

日本の保険適用で承認されている抗菌薬の投与量は欧米やアジア諸国と比べて著しく少ない傾向にある．特にアミノグリコシドにおける投与量の乖離は顕著である．例えば，腎機能正常な体重60 kgの患者にトブラマイシンを1日1回投与法で

用いる場合，国際的に推奨される使用量は5〜7 mg/kg/日であり，1日300〜420 mg投与する必要がある．これに対して日本の保険適用では1日180 mgまでであり，適切な投与量の約半分である．「日本人は欧米人に比べて体重が軽いので，投与量は少なくてよい」といわれることもあるが，薬剤の承認における基準体重は日本が60 kg，欧米諸国が70 kgであり，2倍以上の投与量の開きを説明できるものではない[6]．ましてアミノグリコシド系薬は体重当たりで投与量が決定されるため，一律に1日の投与量が決められるのは薬理学的にも不適切である．日本は欧米に比べて薬剤の効果よりも安全性を重視してきたために少ない承認量になったのではないかとされている[3]．同様の問題はアミカシンにもいえる（体重60 kgの場合，15 mg/kg/日なので900 mg/日だが，保険適用は1日400 mgまで）．しかし，副作用を懸念して十分な治療効果を期待できない量を投与するのは「毒にも薬にもならない」どころか，少量投与でも腎機能障害の懸念がある[3]ことを考えると有害ですらある．

　ゲンタマイシンについては，この問題は一部改善された．日本感染症学会，および日本感染症教育研究会から公知申請への該当性や承認申請のために追加で実施が必要な試験の妥当性を確認する厚生労働省主催の「医療上の必要性の高い未承認薬・適応外薬検討会議」に対し用法・用量の変更要望がなされ，2013年に1日5 mg/kgまで投与が可能になった．ただし，添付文書上は「1日3〜4回に分割投与」とされている．

理解を深めるための問題（解答 p 214）

問題20 アミノグリコシド系薬について誤っているものを1つ選べ．

A 副作用として腎障害がある
B 腎障害のある患者には初回投与量から通常の1/4量に減量する
C 5日以上投与する場合には血中濃度を測定し，therapeutic drug monitoring（TDM）を行う
D 感受性があれば緑膿菌もカバーする
E 嫌気性菌への活性はない

●文献

1) Paul M, et al : Beta-lactam versus beta-lactam-aminoglycoside combination therapy in cancer patients with neutropenia. Cochrane database of systematic reviews. CD003038, 2003
2) Korzeniowski O, Sande MA : Combination antimicrobial therapy for *Staphylococcus aureus* endocarditis in patients addicted to parenteral drugs and in nonaddicts ; A prospective study. Ann Intern Med **97** : 496-503, 1982
3) Cosgrove SE, et al : Initial low-dose gentamicin for *Staphylococcus aureus* Bacteremia and Endocarditis is nephrotoxic. Clin Infect Dis **48** : 713-721, 2009
4) Traynor AM, et al : Aminoglycoside dosing weight correction factors for patients of various body sizes. Antimicrob Agents Chemother **39** : 545-548, 1995
5) Aronoff G, et al(eds) : Drug Prescribing in Renal Failure : Dosing Guidelines for Adults and Children, 5th ed, American College of Physicians, 2007
6) Arnold FL, et al : Exploring differences in drug doses between Japan and Western countries. Clin Pharmacol Ther **87** : 714-720, 2010

〈山本舜悟〉

9 バンコマイシンとテイコプラニン

ポイント

- 現在でもバンコマイシンはMRSAなど薬剤耐性グラム陽性菌の標準的治療薬である．
- バンコマイシンはトラフ濃度を測定し，目標濃度を十分に保つ必要がある．
- テイコプラニンはバンコマイシンに比較し副作用が少なく使用しやすいが，臨床効果がバンコマイシンに勝るという報告はない．
- 現在，感受性によらず腸球菌に対してテイコプラニンを使用する場面はほとんどない．

スペクトラム

　グリコペプチド系薬であるバンコマイシン(バンコマイシン®)とテイコプラニン(タゴシッド®)は，グラム陽性菌に対して幅広く有効な薬剤である(表Ⅲ-27)．特に，バンコマイシンはメチシリン耐性黄色ブドウ球菌(MRSA)を代表とする薬剤耐性グラム陽性菌の標準的治療薬として長年使用されている．一方，テイコプラニンは米国で販売されていないこともあり，その長所・短所が広く知られていないようである．本項では2剤の使い分けについて考える．

PK/PDから考える投与法

　バンコマイシンやテイコプラニンの治療効果は，AUC/MIC(area under the serum drug concentration-versus-time curve/minimum inhibitory concentration)が関連するとされている．

1 バンコマイシン

　バンコマイシンの投与計画については，米国感染症学会のガイドラインがわかり

表Ⅲ-27　バンコマイシンとテイコプラニンの有効性の違い

	主な耐性機構*	バンコマイシン	テイコプラニン
メチシリン耐性黄色ブドウ球菌	細胞壁肥厚や van 遺伝子の獲得など	有効	有効だがバンコマイシンに劣る
メチシリン耐性コアグラーゼ陰性ブドウ球菌	細胞壁肥厚や van 遺伝子の獲得など	有効	有効だがバンコマイシンに劣る
腸球菌	van 遺伝子の獲得あるいは保有	有効	有効だがバンコマイシンに劣る

*バンコマイシン耐性となる機序.

やすい[1]．このなかでは人工呼吸器関連 MRSA 肺炎における研究が引用され，AUC/MIC≧400 を保つことが臨床効果を得るために重要であるとされている．バンコマイシン投与後に何度も血中濃度を測定して濃度曲線を描くことは難しいため，AUC/MIC と相関のよい投与直前の血中濃度（trough concentration：トラフ濃度）を測定する．かつては最高血中濃度（peak concentration：ピーク濃度）も測定していたことがあったが，現在，その意義は小さいとされ，ほとんど行われていない．

バンコマイシンの 1 回投与量は 15〜20 mg/kg で一定にし，腎機能により投与間隔を調整するのが簡便でよいだろう．血中トラフ濃度を速やかに上げるため，初回投与量を 25〜30 mg/kg とすることもある．腎機能が正常であれば，投与間隔は 12 時間ごととする．

トラフ濃度の測定は 4 回目以降の投与直前に行い，治療効果と耐性菌出現防止の双方の観点から，少なくとも 10 μg/mL を超えるべきである．さらに MIC≧1 μg/mL の MRSA では，15〜20 μg/mL を保たないと AUC/MIC≧400 が達成できない．MIC≧2 μg/mL の MRSA 感染症において治療効果が不十分な場合，目標トラフ濃度を 25〜30 μg/mL に上げるのも 1 つの方法であるが，腎障害が高率に起こるため，現在ではグリコペプチド系薬以外への変更を検討することが多い．

なお，バンコマイシン使用中のトラフ濃度は，少なくとも週 1 回，腎機能とともに確認する．

2　テイコプラニン

テイコプラニンの適切な投与方法については，定評あるガイドラインはない．MRSA 感染症をテイコプラニンで治療する場合，目標トラフ濃度はバンコマイシンと同様に少なくとも 10 μg/mL 以上，重症感染症では 15〜20 μg/mL，さらに心

内膜炎や骨髄炎といったより重症・深部の感染症では 20 μg/mL 以上を勧める報告が多い．

　血中トラフ濃度を速く上げるための初期投与法についてはさまざまな方法が提案されている．本邦の薬剤添付文書には，成人では体重によらず 1 回 200 mg または 400 mg を初日は 12 時間ごとに投与，2 日目以後は 1 回 200 mg または 400 mg を 24 時間ごとに投与，とある．しかし，これでは重症例を治癒に導けないという報告が多く[2]．現在では投与開始時は 1 回 400 mg を 12 時間ごとに 3～4 回投与し，以後は 24 時間ごとに 400 mg を投与とする方法が用いられる．また，85 kg 以上の患者では 1 回投与量を 6 mg/kg で計算するとよい．高いトラフ濃度を必要とする重症・難治例では，1 回 10 mg/kg や 12 mg/kg の高用量投与を試みることもある．

　トラフ濃度は，1 日投与量が 12 mg/kg 以下であれば測定不要とされているが，トラフ濃度を高く保てているか確認が必要な患者や腎機能が不安定な患者などでは，投与開始後 3～4 日目に測定するのがよい．

バンコマイシンとテイコプラニンの使い分け（表Ⅲ-28）

1　バンコマイシンの長所と短所

　MRSA 感染症に対するバンコマイシンの臨床的効果は，バンコマイシンの MIC が高いほど得られにくくなることが知られている．しかし，前述のように MIC＝2 μg/mL の MRSA では，高いトラフ濃度を保たなければ AUC/MIC≧400 を達成することは難しい．この場合，腎障害に留意しなくてはならない．バンコマイシンによる腎障害は，トラフ濃度≧15 μg/mL で生じやすいといわれており，ほかの腎障害をきたしうる要因〔脱水，アミノグリコシドや非ステロイド性抗炎症薬（NSAIDs）の併用，造影剤など〕が加わった場合に特に起こりやすいため，これらをできるだけ避ける必要がある．

　ただし，MRSA に対するバンコマイシンの MIC 値は，測定法により差があることも指摘されている．治療効果が不十分な場合には，MIC 値の高低だけに理由を求めず，改めてドレナージの必要な深部感染巣や体内人工物の残存などがないか確認し，これらの除去を先行させるのが基本である．

表Ⅲ-28 バンコマイシンとテイコプラニンの処方例と特徴

	バンコマイシン	テイコプラニン
標準使用量	1回15〜20 mg/kgを12時間ごと	初期投与（3日目まで）は1回400 mgを12時間ごとに3〜4回投与，以後24時間ごと400 mgを投与
保険適用量	1日2gを1回0.5g6時間ごとまたは1回1g12時間ごと	初日400 mgまたは800 mgを2回に分け，以後1日1回200 mgまたは400 mgを30分以上かけて
血中濃度ピーク	49.5 μg/mL	71.8 μg/mL
血中半減期	5.23時間	終末半減期46〜56時間
脳脊髄液への移行性	20〜30%（髄膜炎時のみ）	不明
排泄経路	腎臓	腎臓
副作用	red neck syndrome，腎障害，骨髄抑制，肝障害，第8脳神経障害，中毒性表皮壊死融解症（toxic epidermal necrolysis：TEN），皮膚粘膜眼症候群（Stevens-Johnson症候群），紅皮症（剥脱性皮膚炎），偽膜性腸炎	腎障害，第8脳神経障害，TEN，皮膚粘膜眼症候群（Stevens-Johnson症候群），紅皮症（剥脱性皮膚炎）
薬剤相互作用	チオペンタールなどのヒスタミン遊離作用がある全身麻酔薬とは同時投与を避ける	ループ系利尿薬の併用により腎障害，聴覚障害を生じることがあるため慎重投与
	アミノグリコシド系薬，アムホテリシンB，白金含有抗悪性腫瘍薬，シクロスポリンなどの腎毒性を有する薬剤とは併用注意	アミノグリコシド系薬，ペプチド系抗菌薬，アムホテリシンB，白金含有抗悪性腫瘍薬，シクロスポリンなどの腎毒性を有する薬剤とは併用注意
妊娠時の安全性（FDAカテゴリー）	C：動物においては胎児のリスクを示唆する報告があるが，ヒトでのデータが不足している	FDAカテゴリーなし

腎障害がある場合の用量調節：
バンコマイシン：トラフ濃度（最低血中濃度）を測定しながら投与量・間隔を調整する．
テイコプラニン：初期投与（3日目まで）は正常者と同じ．4日目以降は，60≧Ccr>40　1日の用量を半減もしくは隔日投与，40≧Ccr≧10　1日の用量を1/3に減量もしくは3日ごとに投与，10≧Ccr 1日の用量を1/5に減量もしくは5日ごとに投与．

2 テイコプラニンの長所と短所

　テイコプラニンの長所は，バンコマイシンと比較し腎障害出現率が低いこと，ヒスタミン遊離作用も少なくred neck syndromeが起きにくいことなど，副作用が少ないことである．また半減期が長く，治療初期の12時間ごとの投与が済んだあとは24時間ごとの投与でよいこと，トラフ濃度測定が不要なところも利点である．

一方，臨床的効果については，現段階ではバンコマイシンに勝る報告はほとんどない．MRSA による感染性心内膜炎，化膿性関節炎，そのほか深部感染症に対しては，トラフ濃度を 20 μg/mL 以上に保つ，12 mg/kg/日の高用量投与，あるいはアミノグリコシドとの併用などの工夫が必要であるが，それでも感染性心内膜炎や血流感染症の治療成績はバンコマイシンに劣る．

　以上から，「バンコマイシンの効果が低いのでテイコプラニンに変更してみる」という考え方は勧められず，バンコマイシンではなくテイコプラニンを初回治療に選択するにあたっては使用しやすさと臨床的効果を天秤にかけて決定する必要がある．

3 腸球菌に対する使用

　バンコマイシン感受性腸球菌による感染症であれば，第一選択薬はバンコマイシンである．腸球菌感染症がテイコプラニン単剤治療で成功したという報告は散見されるが，まとまった見解はない．バンコマイシン感受性腸球菌感染症で，バンコマイシンを使用できない理由が特にない患者に対し，あえてテイコプラニンを第一選択にすることは勧められない．

　テイコプラニンの利点は，バンコマイシン耐性腸球菌(VRE)の一部(耐性遺伝子のうち *vanB, E, G* をもつもの)が感受性を示すことだが，現在はダプトマイシンやリネゾリド，キヌプリスチン・ダルホプリスチンも使えるようになったため，副作用などでこれらの薬剤が使用できない場合を除いては，テイコプラニンで VRE 感染症を治療することはなくなった．VRE 感染症をテイコプラニンで治療する際は，アミノグリコシドなどを併用することが勧められる．

MRSA 感染症の治療期間

　MRSA 感染症をバンコマイシンで治療する際の治療期間例を示す[3]．解熱や CRP のみを指標にせず，最低限必要な治療期間は守るべきである．

血流感染症(カテーテル関連血流感染症も含む)

　治療開始後 2〜4 日目で血液培養を再検し，陰性であれば同日から数えて 4〜6 週間．ただし，心内膜炎がなく，血液培養も 1 回目の再検で陰性化し，体内に人工物がなく，治療開始後 72 時間で解熱を認めれば，最低 2 週間でもよい．

感染性心内膜炎

　外科的介入が必要となることが多い．早期から外科へのコンサルトをしておく．

生体弁：最低6週間
人工弁：リファンピシンと併用で最低6週間
最初の2週間はゲンタマイシンを加える．

骨髄炎，椎体炎
最低8週間．1〜3か月，またはそれ以上延長することもある．

人工物関連骨感染症
人工物抜去の必要性を同時に検討する．特に早期を過ぎた感染症では，人工物抜去が治療の基本である．
・術後早期(2か月以内)の人工関節感染症：リファンピシンと併用で最低2週間．以後は感受性のある経口薬に切り替えて3〜6か月続ける
・術後早期(1か月以内)の椎体人工物感染症：リファンピシンと併用で最低2週間．以後は感受性のある経口薬に切り替えて長期間続ける

化膿性関節炎
3〜4週間．

皮膚軟部組織感染症
・膿排出を伴う蜂窩織炎：5〜10日間，患者ごとに治療への反応をみて決定する
・深部軟部組織，外傷創，手術創，巨大な潰瘍や広範な蜂窩織炎，皮膚の潰瘍性病変や熱傷に対する感染症：1〜2週間，患者ごとに治療への反応をみて決定する

髄膜炎
2週間．

脳膿瘍，硬膜下気腫，脊髄部硬膜外膿瘍，敗血症性静脈洞血栓症
4〜6週間．

肺炎(稀)
1〜3週間と，感染巣の広がりにより異なる．

理解を深めるための問題（解答 p 214）

問題21 MRSAによる椎体炎の患者．人工物は留置されていない．バンコマイシンによる治療を行う場合，最低限必要な治療期間はどれか．

A 1週間

B 2週間
C 8週間
D 解熱するまで
E CRP が陰性になるまで

文献

1) Rybak M, et al：Therapeutic monitoring of vancomycin in adult patients；A consensus review of the American Society of Health-System Pharmacists, the Infectious Diseases Society of America, and the Society of Infectious Diseases Pharmacists. Am J Health-Syst Pharm **66**：82-98, 2009
2) Hagihara M, et al：Exploration of optimal teicoplanin dosage based on pharmacokinetic parameters for the treatment of intensive care unit patients infected with methicillin-resistant *Staphylococcus aureus*. J Infect Chemother **18**：10-16, 2012
3) Liu C, et al：Clinical practice guidelines by the Infectious Diseases Society of America for the treatment of methicillin-resistant *Staphylococcus aureus* infections in adults and children. Clin Infect Dis **52**：1-38, 2011

（上原由紀）

10 リネゾリドとダプトマイシン

ポイント

- ◎ バンコマイシン（VCM）はその有効性や副作用に関するエビデンスの豊富さ、血中濃度測定・シミュレーションが可能であることなどから、依然としてMRSAに対して最も推奨される薬剤である。
- ◎ MRSAによる皮膚軟部組織感染症、敗血症・心内膜炎、骨・関節感染症に対してダプトマイシンはVCMと同様に使用できる。
- ◎ MRSAによる皮膚軟部組織感染症、骨・関節感染症、肺炎、髄膜炎に対してリネゾリドはVCMと同様に使用できる。
- ◎ VCMのMIC 2 μg/mLのMRSA感染症に対して、リネゾリドやダプトマイシンがVCMよりも有効性が高いという確実なエビデンスはない。
- ◎ ダプトマイシンはMRSA肺炎に使用してはならない。MRSA髄膜炎に対するエビデンスもない。副作用としてCPK上昇や好酸球性肺炎に注意する。
- ◎ リネゾリドはMRSA敗血症・心内膜炎の第一選択薬とはならない。副作用として血球減少やSSRI内服患者ではセロトニン症候群に注意する。

　リネゾリド（ザイボックス®）はオキサゾリジノン系薬であり、リボソーム50Sサブユニットに結合し、70S開始複合体の形成を阻害することで蛋白合成過程の初期段階を抑制する静菌的な抗菌薬である。また、ダプトマイシン（キュビシン®）はサイクリックリポペプチド系薬に属し、細菌の細胞膜に結合してカリウム排出による膜の急速な脱分極、および関連するDNA/RNAの分裂、ならびに蛋白合成阻害を引き起こし、速やかな細菌死滅をきたす濃度依存性の殺菌的な抗菌薬である。

　本邦におけるダプトマイシンおよびリネゾリドの添付文書上の適応菌種・適応症を示す（表Ⅲ-29）。

表Ⅲ-29　ダプトマイシンとリネゾリドのスペクトラムと適応

	ダプトマイシン	リネゾリド	
スペクトラム	MRSA	MRSA	バンコマイシン耐性 Enterococcus faecium
適応症	敗血症，深在性皮膚感染症，などの二次感染	外傷・熱傷および手術創	尿路感染症や腹腔内感染症など
	びらん・潰瘍の二次感染	肺炎	
	感染性心内膜炎	慢性膿皮症	

バンコマイシン，リネゾリド，ダプトマイシンの使い分け

　メチシリン耐性黄色ブドウ球菌(MRSA)による皮膚軟部組織感染症，敗血症，心内膜炎，肺炎，骨・関節感染症，髄膜炎に対して，バンコマイシンは第一選択薬である[1]．ただし，バンコマイシンを使用する際は，血中濃度測定・シミュレーションを行うことが必須で，特に敗血症，心内膜炎，骨髄炎，髄膜炎，肺炎，重症皮膚軟部組織感染症ではバンコマイシンのトラフ値を15～20 μg/mLに維持することが前提である．

　バンコマイシンのMRSAに対する最小発育阻止濃度(MIC)が2 μg/mLより高い(>2 μg/mL)場合，バンコマイシン非感受性として，それ以外の抗菌薬を使用することが推奨される．ところが近年，バンコマイシンのMRSAに対するMICが2 μg/mL(＝2 μg/mL)の株でも臨床的有効性が不良であるとする報告が相次いでいる．このような場合，バンコマイシン以外の抗菌薬を選択したほうがよいかもしれないという意見があり，専門家でも意見が分かれているが，**表Ⅲ-30**のような解決すべき問題点がある．筆者は，現時点での各薬剤の使い分けについて，以下のように考えている．

　エビデンス・臨床経験の面では，バンコマイシンはほかを圧倒している．「MICが2 μg/mLの株には効きにくいかもしれない」ことがわかってきたのも，それだけ臨床経験とエビデンスが蓄積されてきたからである．バンコマイシンは血中濃度測定，シミュレーションを行うことができ，目標とすべきトラフ値やarea under the curve(AUC)/MICも明らかになっている．ダプトマイシンやリネゾリドにこれだけの詳細なデータの蓄積はまだない．今後50年の間に，ダプトマイシンやリネゾリドのMIC値による有効性の違い，あるいは腎機能・肝機能による用法・用

表Ⅲ-30 MRSA に対するバンコマイシンの MIC 2 μg/mL の株による感染症についての未解決問題

1) MIC 2 μg/mL の株による感染症の治療効果が不良とは限らない 　MRSA による感染症の予後が不良であるという報告が散見されるが，予後が変わらない，あるいは逆にむしろ予後がよいといった報告まで存在する[2]
2) そもそも MIC 2 μg/mL という検査結果が，実は検査手技におけるさまざまな要因によりばらつきがある 　接種菌量や薬剤感受性方法・キットにより，同じ株を測定しても MIC のばらつきがみられるという報告がある．特に感受性パネルで 1 μg/mL と 2 μg/mL しか測定していない場合，正確な MIC は「1～2 μg/mL の間に存在する」としかいえず，それらを「MIC＝2 μg/mL」でひとくくりにすることは妥当とはいえない
3) MIC 2 μg/mL の株による感染症に対して，他剤が有効であるという根拠が乏しい 　ダプトマイシンやリネゾリドに対する MIC が得られ，それらが感受性領域にあれば有効である可能性はあるが，バンコマイシン低感受性の MRSA はダプトマイシンにも低感受性を示すという報告もある[3]

量の調整に関するデータが出てこないと言い切れるのだろうか？ 使用経験の蓄積から得られたマイナスの側面を恐れるあまり，ほかの薬で治療しようと考えるのはいささか短絡的である．また，血中濃度測定の必要がないから便利で安心だと考えるのは，非科学的である．

一方，臨床医はときに科学的思考を求められることもある．確かにリネゾリドやダプトマイシンは皮膚・軟部組織への移行性がよく，またリネゾリドは肺組織への移行性がよい．こういった薬理学的メリットをまったく無視してバンコマイシンだけを使い続けるのも中庸な態度とはいえない．抗 MRSA 薬についてはしばしば「使い分け」が話題となるが，筆者はまず「自家薬籠中」の抗 MRSA 薬をもつべきと考える．年に数回しか使わない抗 MRSA 薬をおそるおそる使うよりは，自信をもって使える薬剤をもつほうが患者のためになると思う．そのうえで，各薬剤の薬理学的特徴と臨床データをバランスよく把握し，実際に使い，アウトカムを継続的に検討していくことが重要である（これにはリサーチマインドが必要である）．

菌血症・心内膜炎に対する使い分け

1 バンコマイシンとダプトマイシンのどちらを使うか

MRSA による菌血症・心内膜炎に対してダプトマイシンはバンコマイシンと並

んで第一選択薬であるが，Infectious Diseases Society of America(IDSA)ガイドラインでは，バンコマイシンがA-Ⅱ，ダプトマイシンがA-Ⅰで推奨されている．メチシリン感受性黄色ブドウ球菌(MSSA)による菌血症・心内膜炎に対しては，バンコマイシンはβラクタム系薬よりも有意に効果が劣ることが報告されている[4]．したがって，MSSAかMRSAかわからない初期には，バンコマイシンとβラクタム系薬を併用することもある．

ダプトマイシンはMSSAにもβラクタム系薬と同等の有効性が期待できると考えられており，その点ではバンコマイシンよりも優位である．また，前述のようにバンコマイシンのMIC≧2μg/mLの株については効果が不良であるという報告があり，そのような症例にもダプトマイシンを用いてよいと考えられるが，バンコマイシンに低感受性のMRSAはダプトマイシンにも低感受性を示すことがあり，感受性結果を確認しなければならない[3]．

2　リネゾリドは第二選択薬である

リネゾリドは基本的に静菌的な薬剤ではあるが，MRSA菌血症・敗血症に対して臨床的に有効であるという報告があり，第二選択薬として考慮する．

3　MRSAに対するダプトマイシン長期使用における注意点

MRSA菌血症の治療期間は一般的に14日間，心内膜炎は6週間以上とされているが，ダプトマイシンの長期使用中にMRSAの感受性が低下することが知られている．治療中に効果が不良に感じられた場合は，ダプトマイシンの薬剤感受性検査を再検査するなどの注意が必要である．なお，ダプトマイシンの薬剤感受性検査は培地中のカルシウム濃度によって変化する可能性があり，その手法にも注意が必要である．

肺炎に対する使い分け：バンコマイシンとリネゾリドのどちらを用いるか？

ダプトマイシンは肺胞サーファクタントにより不活化されるため，肺炎に用いてはならない．MRSA肺炎に対しては，バンコマイシンとリネゾリドの比較に関する報告がいくつかあり，特にWunderinkら[5]は154施設，1,225人のMRSA肺炎患者を対象に行った前向き二重盲検多施設無作為化臨床試験(RCT)で，リネゾリド

はバンコマイシンと比較して 60 日死亡率は差がないが，治療終了時の臨床的治療成功率は per protocol 解析で優れていることを示した．

バンコマイシンによる MRSA 肺炎の治療で有効性を得るためには AUC/MIC≧400 以上が必要とされ，MRSA に対するバンコマイシンの MIC 2 μg/mL 以上などの場合ではトラフ値を 20 μg/mL 以下に保ったまま（腎機能障害などの副作用をきたさない濃度で），この目標値を達成するのは難しいことが多い．このような場合，理論的にはリネゾリドのほうが有効性・副作用の両面で優れている可能性があるが，死亡率などでの優位性は臨床研究では証明されていない．

そのほかの感染症に対する使い分け

ダプトマイシン，リネゾリドはバンコマイシンよりも組織移行性が高いと考えられがちであるが，それぞれ大きく異なる部分もある．例えばバンコマイシンの髄液移行性は 7～14% と報告されているが，ダプトマイシンは 0～8% と低く，一方リネゾリドは 60～70% と高い（**表Ⅲ-31**）．また，皮膚・軟部組織についてもダプトマイシンやリネゾリドの移行性は高いことが報告されているが，移行性の測定法が標準化されているわけではないことに注意が必要である．

皮膚軟部組織感染症や骨・関節感染症，髄膜炎などの中枢神経感染症でも，各薬剤の明確な優位性を示した臨床研究はほとんどなく，今後の研究結果が待たれる．

副作用（表Ⅲ-31）

1 ダプトマイシン

使用中に CPK 上昇がみられることがあり，週に 1 回は CPK のモニタリングが必要である．何らかの筋関連症状がある場合は正常上限の 5 倍，無症状でも正常上限の 10 倍を目安に中止する．稀ではあるが好酸球性肺炎が報告されており，使用中に発熱，肺浸潤影，好酸球上昇などがみられたら中止を考慮する．

2 リネゾリド

特に 2 週間以上の長期使用例で可逆性の骨髄抑制（特に血小板減少，貧血）がみられる．骨髄抑制は腎機能障害患者で頻度が高い．選択的セロトニン再取込み阻害薬（SSRI）の使用中はセロトニン症候群に注意が必要である．

表Ⅲ-31 ダプトマイシンとリネゾリドの処方例と特徴

	ダプトマイシン	リネゾリド
使用量	・敗血症，感染性心内膜炎の場合 　6 mg/kg 点滴静注または緩徐に静脈内注射 24 時間ごと 30 分かけて ・深在性皮膚感染症，外傷・熱傷および手術創などの二次感染，びらん・潰瘍の二次感染の場合 　4 mg/kg 点滴静注または緩徐に静脈内注射 24 時間ごと 30 分かけて 　（Ccr＜30 の患者では，48 時間ごと）	1 回 600 mg 点滴静注 12 時間ごと 30 分～2 時間かけて 1 回 600 mg 内服 12 時間ごと
bioavailability	—	100％
血中濃度ピーク	4 mg/kg：58.0 μg/mL 6 mg/kg：83.8 μg/mL	600 mg 静脈内単回投与：12.9 μg/mL 600 mg 経口単回投与：12.7 μg/mL
血中半減期	9.39±4.74 時間	600 mg 静脈内単回投与：4.4 時間 600 mg 経口単回投与：4.26 時間
脳脊髄液への移行性	0～8％	60～70％
排泄経路	腎臓	30％が尿中に排泄され，65％が腎外クリアランス
副作用	悪心・嘔吐，肝機能障害，横紋筋融解症，好酸球性肺炎，発疹	血小板減少などの血球減少があり，週 1 回を目処とした定期的な血液検査が推奨されている．そのほかに悪心，下痢，頭痛，低ナトリウム血症など
相互作用	トブラマイシン：ダプトマイシンの AUC0-∞ および Cmax の上昇とトブラマイシンの AUC0-∞ および Cmax の低下が報告されている ダプトマイシン使用中はスタチン薬の中止を検討する	モノアミン酸化酵素阻害薬：血圧上昇 アドレナリン作動薬：血圧上昇や動悸 セロトニン作動薬：セロトニン症候群の徴候および症状 チラミンを多く含有する飲食物：血圧上昇，動悸が現れることがあり，チラミン含有量の高い飲食物の過量摂取は避ける リファンピシン：機序は不明であるが，リネゾリドの Cmax および AUC がそれぞれ 21％および 32％低下した
妊娠時の安全性（FDA カテゴリー）	B：妊娠ラットにおいて，ダプトマイシンは胎盤を通過することが認められている．ヒトでの使用量の 3～6 倍を投与した動物実験では催奇形性は認められていない	C：動物実験では催奇形性は認められていない

理解を深めるための問題（解答 p 214）

問題 22 次の MRSA による感染症のうち，ダプトマイシンを使用してはいけないものはどれか．1 つ選べ．

A 敗血症
B 骨髄炎
C 肺炎
D 右心系心内膜炎
E 深在性皮膚軟部組織感染症

文献

1) Liu C, et al：Clinical practice guidelines by the Infectious Diseases Society of America for the treatment of methicillin-resistant *Staphylococcus aureus* infections in adults and children. Clin Infect Dis **52**：e18-55, 2011
2) Price J：Paradoxical relationship between the clinical outcome of *Staphylococcus aureus* bacteremia and the minimum inhibitory concentration of vancomycin. Clin Infect Dis **48**：997-998, 2009
3) Patel JB：An association between reduced susceptibility to daptomycin and reduced susceptibility to vancomycin in *Staphylococcus aureus*. Clin Infect Dis **42**：1652-1653, 2006
4) Stryjewski ME, et al：Use of vancomycin or first-generation cephalosporins for the treatment of hemodialysis-dependent patients with methicillin-susceptible *Staphylococcus aureus* bacteremia. Clin Infect Dis **44**：190-196, 2007
5) Wunderink RG, et al：Linezolid in methicillin-resistant *Staphylococcus aureus* nosocomial pneumonia；A randomized, controlled study. Clin Infect Dis **54**：621-629, 2012

（笠原　敬）

11 ドキシサイクリンとミノサイクリン

ポイント

- ドキシサイクリンとミノサイクリンはその使いやすさから頻用される可能性がある．対象としている疾患，病原体を明確に意識して使用する．
- 代表的な適応として，人獣共通感染症，性感染症，市中肺炎，MRSA が挙げられる．また，生物テロに使用される病原体への予防投薬としても使用される．
- ドキシサイクリンとミノサイクリンのスペクトラムはほぼ同じである．使い分けは，臨床状況（外来か入院か，軽症か重症か），副作用，薬剤相互作用から総合的に判断する．
- bioavailability は良好である．

対象としている疾患，感染巣，病原体を明確に意識することは感染症診療の原則であるが，日々の臨床状況ではじめに「抗菌薬ありき」ではなく，まずは起因菌，病原微生物を考える習慣を身に付けたい．本邦で頻用されるテトラサイクリン系はドキシサイクリン（ビブラマイシン®）とミノサイクリン（ミノマイシン®）であるが，ともに広域スペクトラムを有し，組織移行性にも優れ，肝代謝され腎障害による用量調整も要せず，しかも安価である．それゆえに多彩な臨床状況で使用できるが，使用頻度が増えると耐性化の懸念は常につきまとうため，乱用は慎みたい．

妊娠可能な女性（米国 FDA カテゴリー D），授乳中の褥婦，小児への使用は歯牙着色，エナメル質形成阻害のために原則として禁忌である．

使用すべき臨床状況

1 人獣共通感染症，全身性疾患

第一選択として使用すべき疾患群を**表Ⅲ-32** に挙げる．いずれも臨床状況から鑑

表Ⅲ-32　ドキシサイクリン，ミノサイクリンの治療適応

人獣共通感染症（zoonosis），全身性疾患
第一選択：リケッチア症，アナプラズマ症，ブルセラ症，ライム病，野兎病，Q熱，クラミジア感染症，フィラリア（ロア糸状虫以外）
代替薬として使用：炭疽，類鼻疽（Melioidosis）・鼻疽（Glanders）（セフタジジム，カルバペネム系による初期治療後の経口薬として他剤とともに），バルトネラ（B. henselae, B. quintana）（ネコひっかき病はアジスロマイシン），レプトスピラ症，レジオネラ症，アクチノマイコーシス，Whipple病（ST合剤の代替），梅毒，フランベシア（Yaws）（ペニシリンの代替），非結核性抗酸菌症（Mycobacterium marinum, M. fortuitum, M. chelonae），ノカルジア症（ST合剤の代替）

性感染症
第一選択：クラミジア感染症，骨盤腹膜炎，頸管炎，卵管炎，非淋菌性尿道炎，性病性リンパ肉芽腫（lymphogranuloma venereum）（妊婦にはアジスロマイシン），リンパ肉芽腫（granuloma inguinale），*Klebsiella granulomatis*

市中肺炎
第一選択：異型肺炎*（*Mycoplasma pneumoniae, Chlamydophila pneumoniae, C. psittaci*）
代替薬として使用：そのほかの細菌性市中肺炎

多剤耐性菌
代替薬として使用：MRSA（community acquired-MRSA含む，主にミノサイクリン）
選択肢になりうる：バンコマイシン耐性腸球菌（感受性のある場合），多剤耐性アシネトバクター（感受性のある場合，ミノサイクリン）

消化器系感染症
第一選択：コレラ
代替薬として使用：バランチジウム症（*Balantidium coli*），歯周炎

皮膚軟部組織感染症
第一選択：*Vibrio vulnificus*（セフタジジムと併用）

動物咬傷
代替薬として使用：*Pasteurella multocida*（アモキシシリン・クラブラン酸の代替）

除菌目的
選択肢になりうる：*Helicobacter pylori*（他剤あり），MRSA（デバイス埋め込み前，ムピロシン塗布に加えリファンピシンと併用）

chronic suppression therapy
代替薬として使用：黄色ブドウ球菌（MRSA, MSSA），連鎖球菌による人工関節，そのほかデバイス感染，骨髄炎

予防（主にドキシサイクリン）
第一選択：旅行者下痢症，マラリア（クロロキン，メフロキン耐性に有効），ライム病（曝露後予防内服），人工中絶時の予防投与（ドキシサイクリン；手術前100 mg，手術後200 mg内服）
選択肢になりうる：レプトスピラ症

＊マクロライド系薬を選択することもある．

別疾患の1つに考え，早期に診断治療を要する疾患である．本邦で遭遇しうる主なリケッチア症はつつが虫病と日本紅斑熱であるが，ともにドキシサイクリン，ミノサイクリンは切り札的な抗菌薬である．日本紅斑熱を疑った場合はニューキノロン

（シプロフロキサシン）の併用が勧められている．全身性疾患としてペニシリンが使用困難な場合の梅毒，一部の非定型抗酸菌症なども対象となる．

2 性感染症

クラミジア感染症が考えられる骨盤腹膜炎，頸管炎，卵管炎，非淋菌性尿道炎，性病性リンパ肉芽腫（lymphogranuloma venereum），リンパ肉芽腫（granuloma inguinale）に対し，ドキシサイクリンを処方する．

3 市中肺炎

市中肺炎の起因病原体を広範にカバーする．特に近年マクロライド耐性が懸念されているマイコプラズマ肺炎に対する第一選択薬となっている．ドキシサイクリンの内服は全身状態のよい肺炎球菌性肺炎，インフルエンザ桿菌性肺炎，モラキセラ・カタラリス性肺炎にも使用可能で，外来治療の選択肢になりうる．いわゆる異型肺炎の起因病原体をほとんどカバーするため，原因となる病原体が判明するまでβラクタム系薬と併用されることもあるが，結果が判明し次第，不必要であれば中止する．

4 MRSA感染症

ミノサイクリンはメチシリン耐性黄色ブドウ球菌（MRSA）を含むブドウ球菌感染症の治療に用いられる．外来で遭遇する市中MRSAが懸念される皮膚軟部組織感染症に，ST合剤（バクタ®）とともに使用できる[1]．治療開始時に用いたバンコマイシン，ダプトマイシン，リネゾリドなど抗MRSA薬の，経口投与可能な場合の代替薬として用いられることもある．

5 多剤耐性アシネトバクター感染症

多剤耐性アシネトバクター（*Acinetobacter baumannii*）感染症の治療選択肢の1つとして注目されている[2]．

6 予防投薬，そのほか

予防投薬

推奨されているドキシサイクリンの予防投薬として，旅行者下痢症，マラリア，

表Ⅲ-33 意図的に散布されうる病原体(生物テロ攻撃)に対する予防投与(文献4より引用, 改変)

CDCカテゴリー		推奨薬	代替薬	投与期間(日)
A	炭疽	シプロフロキサシン 500 mg 内服1日2回	ドキシサイクリン 100 mg 内服1日2回	60
	ペスト			7
	野兎病			14
B	ブルセラ症	ドキシサイクリン 100 mg 内服1日2回+リファンピシン 600 mg 内服1日1回	ST合剤(160/800 mg) 内服1日2回	21
	鼻疽・類鼻疽, Q熱	ドキシサイクリン 100 mg 内服1日2回		7

ライム病の曝露後予防, 妊娠中絶時の予防投与などがある.

消化器疾患

コレラの治療の第一選択となり, バランチジウム症などの寄生虫疾患, 歯周炎にも使用される.

蜂窩織炎

主要な起因菌であるブドウ球菌, 連鎖球菌に活性を有するのみならず, 壊死性筋膜炎をきたしうる *Vibrio vulnificus* に対して用いる(ドキシサイクリンの静注製剤のない本邦ではミノサイクリンを使用する).

動物咬傷

Pasteurella multocida に対してアモキシシリン・クラブラン酸が使用できない場合にドキシサイクリンを用いる.

除菌目的

MRSAによる繰り返すデバイス感染にて再埋め込みを要する場合は, 全身の除菌目的で, ムピロシン塗布に加えリファンピシンとドキシサイクリンを併用し再感染を防止する[3].

起因菌が判明しドキシサイクリン, ミノサイクリンともに感受性がある場合は, デバイス感染をきたし長期間の chronic suppression therapy が必要となる症例や, 根治が困難な骨髄炎などにも用いられる.

7 生物テロに使用されうる病原体曝露時の予防(表Ⅲ-33)[4]

ヒトからヒトへ急速に伝播し, 高致死率の疾患群(米国CDCカテゴリーA)に含

まれる炭疽，ペスト，野兎病にはシプロフロキサシンの代替薬としてドキシサイクリンが用いられる．また，それらに準じる疾患群(カテゴリーB)に含まれるブルセラ症，鼻疽・類鼻疽，Q熱には第一選択薬としてドキシサイクリンが使用される．

ドキシサイクリンとミノサイクリンの使い分け

　臨床状況(外来か入院か，軽症か重症か)，副作用，薬物相互作用により使い分ける．それぞれの生物学的利用率(bioavailability)，排泄，血漿蛋白結合，排泄経路，脂質溶解性を**表Ⅲ-34**に提示する．本邦において両者ともに経口薬で使用可能であるが，現在，静注ではミノサイクリンしか使用できない．通常使用量はともに100 mg，12時間ごとで変わらない．初期投与量として200 mg投与を勧める文献もある．*in vitro* では静菌的に作用するが，体内では濃度依存性であり，より高い血清・組織内濃度で，より効果的な殺菌能を有する[5]．両者ともに高濃度で胆汁中に排泄され，さらに腸肝循環により作用時間の延長に寄与する．重症感染症では高用量使用で抗菌薬の効果を高める(例として200 mg内服12時間ごと3日間後，通常量に変更)との記載もある[6]．

　髄液移行性は文献により異なるが，中枢神経系においてミノサイクリンはドキシサイクリンの2〜3倍優れているとの報告がある[7]．

1 臨床状況による使い分け

・外来で治療可能な場合：経口のドキシサイクリンを使用する
・重症のつつが虫病，日本紅斑熱など中枢神経系の合併症を懸念するような重症例：静注薬としてミノサイクリンを使用する
・黄色ブドウ球菌(MRSA含む)感染症：より抗ブドウ球菌活性のあるミノサイクリンを選択することが多い

2 副作用を考慮した使い分け(表Ⅲ-34)

　ミノサイクリンによるめまい，前庭症状はその脂質溶解性によるものとされ(ドキシサイクリンの2倍)，特に高齢者は転倒のリスクもあり，注意を要する．ドキシサイクリンによる食道潰瘍はよくみられ，十分な食事，水分とともに内服することが勧められる．嚥下能の低下した患者には注意する．

　フランスでの報告では，ミノサイクリンはドキシサイクリンに比して明らかにリス

表Ⅲ-34 ドキシサイクリンとミノサイクリンの特徴(文献1, 4, 5を基に作成)

	ドキシサイクリン	ミノサイクリン
通常使用量	100 mg 内服 12 時間ごと 初期投与量 200 mg 内服	100 mg 内服/静注 12 時間ごと 初期投与量 200 mg 内服/静注 (1 日量 400 mg を超えないこと)
血中濃度ピーク	100/200 mg:4/8 μg/mL	4 μg/mL
bioavailability	93%	95%
血中半減期	18～22 時間	15～23 時間
脂質溶解性 (テトラサイクリンを1として)	5	10
脳脊髄液への移行性	炎症時/非炎症時ともに 25%	炎症時/非炎症時ともに 50%
排泄経路	肝臓	肝臓
薬剤相互作用	バルビタール,カルバマゼピン,フェニトイン,重炭酸,アルコール常用,リファンピシン	
	制酸剤,アルミニウム,カルシウム,鉄剤,マグネシウム製剤,亜鉛,総合ビタミン剤,レチノイド製剤,リチウム,スクラルファート,ワルファリン,ジゴキシン,経口避妊薬,ペニシリン	
副作用	食道潰瘍	前庭症状,ANCA 関連血管炎,薬剤性ループス,DRESS,間質性腎炎,間質性肺炎
	悪心・嘔吐,肝機能障害,光線過敏,歯牙色素沈着,黒色舌,静脈薬による血管炎,*Pseudotumor cerebri*	
妊娠時の安全性 (FDA カテゴリー)	D:使用・市販後の調査,あるいはヒトを用いた研究によってヒト胎児のリスクを示唆する明らかなエビデンスがあるが,潜在的な利益によって,潜在的なリスクがあるにもかかわらず妊婦への使用が正当化されることがありうる	

DRESS:drug reaction with eosinophilia and systemic symptoms, ANCA:anti-neutrophil cytoplasmic antibody

ク/ベネフィット比が高く,薬剤性ループス,DRESS(drug reaction with eosinophilia and systemic symptoms)などの有害事象が多くみられており,局所的な炎症であるにきび(ざ瘡)の治療適応としてのミノサイクリンが妥当か否かについて再考を促している[8]。

3 薬物相互作用を考慮した使い分け

抗痙攣薬を内服している場合,相互作用のあるドキシサイクリンは使用しにくい。ドキシサイクリン,ミノサイクリンに共通する相互作用薬であるワルファリ

ン，ジゴキシン，経口避妊薬，ペニシリン系薬は併用に気をつける．

理解を深めるための問題（解答 p 214）

問題 23　農作業に従事している 68 歳女性が，11 月中旬に 3 日前からの発熱を主訴に救急外来を受診した．身体所見では全身倦怠感が強く，両側後頸部と両側腋窩にリンパ節腫脹，体幹と四肢に境界不明瞭の散在する紅斑を認めた．臨床状況からリケッチア症も考慮された場合に適切な対処法は以下のうちどれか．1 つ選べ．

A　さらに病状が悪化したら平日の外来を受診するように勧める
B　血清学的検査による確定診断を得てから治療する
C　遺伝子学的検査による確定診断を得てから治療する
D　外来にて，あるいは入院させ，テトラサイクリン系薬による治療を開始する
E　広域スペクトラムの β ラクタム系薬を使用し反応をみる

文献

1) Singer AJ, Talan DA：Management of skin abscesses in the era of methicillin-resistant *Staphylococcus aureus*. N Engl J Med **370**：1039-1047, 2014
2) Ritchie DJ, Garavaglia-Wilson A：A review of intravenous minocycline for treatment of multidrug-resistant Acinetobacter infections. Clin Infect Dis **59** Suppl 6：s374-380, 2014
3) Simor AE, et al：Randomized controlled trial of chlorhexidine gluconate for washing, intra-nasal mupirocin, and rifampin and doxycycline versus no treatment for the eradication of methicillin-resistant Staphylococcus aureus colonization. Clin Infect Dis **44**：178-185, 2007
4) CDC ホームページ Emergency Preparedness and Response
http://www.bt.cdc.gov/agent/agentlist-category.asp.
5) Cunha BA：New uses for older antibiotics；Nitrofurantoin, amikacin, colistin, polymyxin B, doxycycline, and minocycline revisited. Med Clin North Am **90**：1089-1107, 2006
6) Cunha BA：Antibiotic Essentials, 9th ed, Physicians' Press, 2010
7) Bahrami, et al：Tetracyclines；Drugs with huge therapeutic potential. Mini Rev Med Chem **12**：44-52, 2012
8) Lebrun-Vignes B, et al：Comparative analysis of adverse drug reactions to tetracyclines；Results of a French national survey and review of the literature. Br J Dermatol **166**：1333-1341, 2012

〈成田　雅〉

12 アジスロマイシンとクラリスロマイシン

ポイント

- ◎ アジスロマイシンの長期投与は，気管支拡張症に対する急性増悪の回数を抑制する．また，COPD の安定期に投与することにより急性増悪を抑制する効果が示されている．
- ◎ アジスロマイシンは短期投与で，COPD の急性増悪における死亡率や治療失敗例の減少，症状の改善が報告されている．
- ◎ 市中肺炎では β ラクタム系薬との併用により，クラリスロマイシンに比してアジスロマイシンが入院日数を短縮し，死亡率を減少させるとする報告がある．

スペクトラム（表Ⅲ-35）

マクロライド系薬の投与は，抗菌作用，免疫調節作用（抗サイトカイン作用），β ラクタム系薬との併用による相乗効果を期待する場合に行われる．積極的な適応となるのはマイコプラズマ，クラミドフィラ，レジオネラなどの異型病原体であり，エリスロマイシン（エリスロマイシン®，同じくマクロライド系薬）よりもクラリスロマイシン（クラリシッド®，クラリス®）やアジスロマイシン（ジスロマック®）が

表Ⅲ-35 アジスロマイシンとクラリスロマイシンの有効性の違い

	マイコプラズマ，クラミドフィラ	レジオネラ	百日咳	インフルエンザ，モラキセラ	M. avium complex	C. jejuni	ヘリコバクター・ピロリ	ブドウ球菌，連鎖球菌，肺炎球菌[*4]
アジスロマイシン	有効	有効	有効	有効	有効[*3]	有効	有効[*3]	有効
クラリスロマイシン	有効	無効	有効	有効[*1]	有効[*2]	有効	有効	有効

肺炎球菌，連鎖球菌では耐性が進んでいる．
[*1] 有効であるが，アジスロマイシンのほうが活性が高い． [*2] 併用薬として使用． [*3] 保険適用なし．
[*4] MSSA，肺炎球菌には両者無効．アジスロマイシン，エリスロマイシン耐性の連鎖球菌も数～20％程度あり．

有効である．エリスロマイシンが積極的に活用されるのは後述のびまん性汎細気管支炎に対する治療のときであると考えられる．アジスロマイシンはインフルエンザ菌，レジオネラ，モラキセラへの活性がほかのマクロライド系薬より高い点が優れている．アジスロマイシンとクラリスロマイシンは非定型抗酸菌の治療に用いられる．なお，緑膿菌のカバーはない．

使用すべき臨床状況

アジスロマイシン，クラリスロマイシンはともにマクロライド系薬である．日常臨床でマクロライド系薬の使用が考慮される疾患は大きく分けると，以下が挙げられる．

①気管支拡張症
②慢性閉塞性肺疾患（COPD），肺気腫の安定期または急性増悪患者
③市中肺炎
④そのほか〔例：びまん性汎細気管支炎（diffuse panbronchiolitis：DPB）〕

1　気管支拡張症（図Ⅲ-2a）

気管支拡張症は非定型抗酸菌，緑膿菌の定着の有無が治療戦略を立てるうえで重要になるが，気管支拡張症をきたす疾患〔副鼻腔気管支症候群，関節リウマチ，Sjögren症候群などの膠原病，間質性肺炎，HTLV-1（human T-cell leukemia virus type 1）関連の細気管支炎，原発性線毛運動不全など〕も考慮する必要がある．また，何度も肺炎を繰り返す症例では免疫状態のチェック（common viable immuno-deficiency，IgA欠損症など）が必要になる[1]．

非定型抗酸菌の治療導入の明確な基準はないが，発熱や湿性咳嗽などの症状が強い場合，年齢が若く呼吸機能低下によりQOLも低下する場合であると筆者は考えている．緑膿菌が気管支拡張症に定着した患者の除菌は困難であるが，びまん性汎細気管支炎を基礎疾患とする場合はマクロライド系薬の長期療法が行われる．エビデンスはないものの，筆者は湿性咳嗽の症状が強いが通常の用量に耐えられない非定型抗酸菌合併の高齢者に対して，Cl^-チャネルを介した喀痰の減少を期待して少量のクラリスロマイシン（50 mg/日）を投与することがある．

しかし，長期のマクロライド系薬の投与は原因菌の耐性獲得の問題が出現することが予想され[2]，個々の治療と集団へ与える影響の両者を考える必要がある．この

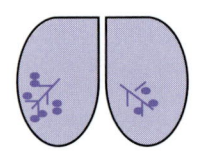

図Ⅲ-2　マクロライド系薬が適応となる肺疾患の起因菌と病巣

a. 気管支拡張症

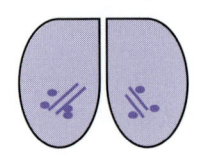

定着・増悪にかかわる菌とその対応
・非定型抗酸菌症の合併→治療 or 経過観察
・緑膿菌の合併→排除は困難
　　　　　　　（基本的には経過観察）

気管支拡張症をきたす疾患
・副鼻腔気管支症候群
・膠原病との合併
　（例：関節リウマチ，Sjögren症候群）
・間質性肺炎の合併など
・そのほか：HTLV-1関連細気管支炎，
　好酸球性気管支炎/細気管支炎

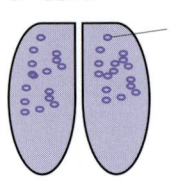

b. COPD
気腫性変化
・インフルエンザ菌
・肺炎球菌
・モラキセラ
・緑膿菌：カバーがない

c. 肺炎

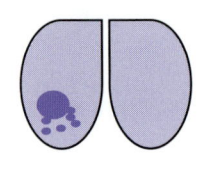

d. びまん性汎細気管支炎

少量投与法は症状改善に奏効することが多い反面，一般的でないことを強調しておきたい．

　最近，気管支拡張症に対するアジスロマイシンの維持療法に関する無作為化二重盲検プラセボ対照試験の結果が報告された．気管支拡張薬使用時の急性増悪は，アジスロマイシン投与群（250 mg/日，毎日12か月間内服）では年に1回であり，プラセボ群の年2回に比べ有意に少なかった[3]．

2　COPD

■ 安定期—エリスロマイシンとアジスロマイシンを中心に（図Ⅲ-2b）

　日本のCOPD患者109人の前向き無作為化比較試験において，エリスロマイシンの1年間の投与（200～400 mg/日）を受けた群は，非投与群に比して感冒罹患率の低下が報告された[4]．さらに，エリスロマイシン投与群は非投与群に比して軽症～中等症（外来治療が可能な増悪），重症（入院加療が必要な増悪）のどちらの状態でも症状増悪の抑制効果が報告されている．英国ではCOPD患者に対するエリス

ロマイシン長期投与による急性増悪発現率の低下や急性増悪期間の短縮が証明されている[5]．また，アジスロマイシン 250 mg/日を1年間内服しCOPD増悪を検討した無作為化プラセボ対照試験では，非投与群に比してハザード比は 0.73 であり，COPD増悪に対するNNT(number needed to treat)は 2.86 であったことが 2011 年に報告された[2]．筆者らの施設では短期間に急性増悪を繰り返す症例に対して，改善後に再増悪予防のためにエリスロマイシンやアジスロマイシンを投与する場合があるが，鼻咽腔の定着菌(*Staphylococcus aureus*, *Streptococcus pneumoniae*, インフルエンザ菌，モラキセラなど)への1年間の予防投与後，アジスロマイシン投与群では非投与群に比して有意に高い耐性率を示したとの報告がある[2]．耐性菌出現の観点からも長期投与には熟考を要すると考えられる．またCOPD増悪において，human rhinoviruses(HRVs)や古い報告では *Mycoplasma pneumoniae* の関与が報告されており，通常のCOPDの臨床で検出を試みられていないこれらの病原体へのアジスロマイシンの抗菌，免疫調節作用が関与している可能性も考えられる．

■ 急性増悪(図Ⅲ-2b)

COPDの急性増悪において種々の抗菌薬の投与は外来，入院(ICUを含めて)のどちらでも致死率を下げるという明確なエビデンスは存在しない[6]．

筆者は，入院加療が必要だが強く外来治療を希望する患者や，入院加療が必要な重症COPD増悪患者には緑膿菌や β-lactamase-negative ampicillin-resistant (BLNAR)の関与も想定し，レスピラトリーキノロンの投与も行っている．

3 市中肺炎(図Ⅲ-2c)─クラリスロマイシンかアジスロマイシンか？

日本ではマクロライド耐性の肺炎球菌が多いことから，異型肺炎のスコアリングが高い場合以外は単剤での市中肺炎の治療は考えにくい．他剤との併用に関しては，18歳以上の患者を対象として，セフトリアキソン 1,000 mg/日最低3日間＋マクロライド(アジスロマイシン 500 mg/日を3日またはクラリスロマイシン 1,000 mg/日を10日間)を併用したところ，アジスロマイシン群はクラリスロマイシン群より入院日数が有意に短く，死亡率が有意に低いと報告している[7]．

入院患者で経口摂取が困難な患者では，アジスロマイシンの静脈注射は併用療法でより有用かもしれない．重症肺炎，特に人工呼吸器使用群では，β ラクタム系薬＋マクロライド(アジスロマイシンまたはクラリスロマイシン)併用群と，ニューキノロン系薬(レボフロキサシン，シプロフロキサシン，モキシフロキサシン)併用群

の比較において，マクロライド併用群で 30 日後の死亡率の低下を示したとの報告がある．

4 びまん性汎細気管支炎（図Ⅲ-2d）

第一選択薬：エリスロマイシン
第二選択薬：クラリスロマイシン，ロキシスロマイシン

上記薬剤のいずれも生命予後の改善が証明されている[8]．16 員環のマクロライド系薬剤（ジョサマイシン，ロキタマイシン）はびまん性汎細気管支炎に効果がない．

5 非定型抗酸菌症―肺 MAC 症など

肺 *Mycobacterium avium* complex（MAC）症は非定型抗酸菌症で最も多く認める病態であり，クラリスロマイシンが key drug であることは知られている．米国では MAC の治療に用いるマクロライド系薬はクラリスロマイシンまたはアジスロマイシンのどちらかを選択するように勧められているが，日本では保険適用の問題からクラリスロマイシンを選択せざるをえないと考えられる．クラリスロマイシンとアジスロマイシンを含んだレジメンの head to head の study は存在しないため[9]，その優劣は現在のところ不明である．ただし，肺 MAC 症の本格的な治療を考える症例にはクラリスロマイシンの単剤治療を行ってはならないとされている．

M. kansasii による肺病変の治療では key drug はリファンピシンである．

副作用，相互作用（表Ⅲ-36）

アジスロマイシンはほかのマクロライド系薬と異なり CYP3A4 を阻害せず相互作用が少なく使いやすい．

理解を深めるための問題（解答 p 215）

問題 24 アジスロマイシンについて間違っているものはどれか．1 つ選べ．

A アジスロマイシンはびまん性汎細気管支炎の第一選択薬である
B アジスロマイシンは COPD の安定期に長期投与すると，急性増悪を減少させる

表Ⅲ-36 アジスロマイシンとクラリスロマイシンの処方例と特徴

	アジスロマイシン	クラリスロマイシン
標準使用量	1回500 mg，その後1日1回250 mgを4日間，または1日1回500 mgを3日間/性感染症：1回1 g（単回）	250～500 mg 1日2回
保険適用量	500 mg 1日1回，3日間/性感染症：1回1 g（単回）	200～400 mg 1日2回
腎機能障害のあるときの用量調整	調節不要	Ccrが30 mL/分未満は半量投与
bioavailability	37%	55%
血中濃度ピーク	0.58 μg/mL	2.02 μg/mL
血中半減期	61.9時間	2.38時間
脳脊髄液への移行性	不良	不良
排泄経路	肝臓	肝臓，腎臓
副作用	偽膜性大腸炎，出血性大腸炎，間質性肺炎，好酸球性肺炎，QT延長，心室頻拍，横紋筋融解症	偽膜性大腸炎，出血性大腸炎，QT延長，心室頻拍，心室細動，横紋筋融解症，アレルギー性紫斑病
薬剤相互作用	制酸薬，ワルファリン，シクロスポリン，ネルフィナビル，ジゴキシン	ピモジド，エルゴタミン，タダラフィル，ジゴキシン，SU薬，カルバマゼピン，テオフィリン，アミノフィリン，コリンテオフィリン，シクロスポリン，タクロリムス，アトルバスタチン，シンバスタチン
妊娠時の安全性（FDAカテゴリー）	B：動物実験では胎児に対するリスクが確認されていないが，妊婦に対する適切な，対照のある研究が存在しないもの．または，動物実験で有害な作用が確認されているが，妊婦による対照のある研究では，リスクの存在が確認されていないもの	

C アジスロマイシンはCOPDの急性増悪期に投与すると，膿性痰の減少，治療失敗例の減少効果がある

D アジスロマイシンは日本では肺MAC症の保険適用がないため，肺MAC症での第一選択薬はクラリスロマイシンである

E 非定型抗酸菌症では，クラリスロマイシンとアジスロマイシンの効果を比較したstudyはない

column　マクロライド耐性マイコプラズマ肺炎

2000年以降，アジアでのマクロライド耐性マイコプラズマ肺炎（Macrolide resistant *Mycoplasma pneumoniae* pneumonia：MRMP）が問題となっている．しかし，主な疫学調査は小児に限られており，青年や成人におけるMRMPの割合を示したstudyはきわめて少ない．日本の成人の市中肺炎患者でMRMPと診断されたのは2009年が第1例である[10]．28歳女性がアンピシリン・スルバクタム6 g（1日2回に分けて）の静注と経口のクラリスロマイシン400 mg（bid）で4日間治療されるも改善がなく，咽頭のswabで23 SrRNAのdomain Vのアデニンからグアニンへの点変異（2063）であると診断された．以後，パズフロキサシンの静注で翌日には解熱，咳嗽も改善した．日本でのMiyashitaら[11]のstudyによると，合計1,060名の市中肺炎患者のうち99症例がマイコプラズマ肺炎と診断され，そのうちMRMPの割合は16歳未満の小児で67％（30/45名），16～19歳の青年期で46％（12/26名），20歳以上の成人で25％（7/28名）であり，青年期では小児期と同様にMRMPの割合が高い傾向にあった．

成人におけるMRMPのstudyが少ない理由として，成人では喀痰培養，咽頭培養，鼻腔培養でのマイコプラズマの培養検査自体の感度が低い点，*M. pneumoniae*の検出において最も感度が高いPCR検査の可能な施設が限定されていること，小児と異なり成人はニューキノロン系薬剤などが安易に処方されやすく，実際にMRMPであっても菌数の減少のため培養，PCRともに検出されにくくなることが挙げられると考えられる．実際に筆者の施設でも，ペア血清で確定診断されたマイコプラズマ肺炎でさえ，前医の治療のため*M. pneumoniae* PCR陰性であった症例がある．

では，異型肺炎が強く疑われる成人患者の治療はどうすればよいだろうか？ Gotoの報告[12]の通り，筆者はマクロライドが第一選択であると考えている．「いつマクロライド耐性を疑うか？」は難しい問題であるが，通常のマイコプラズマ肺炎なら2.5日程で治療効果を認める[13]とする報告があり，3日間経過をみて改善がなければMRMPを疑い，成人であればレスピラトリーキノロンの使用も妥当であると考える．

文献

1) Turvey SE, et al：Primary immunodeficiency diseases；A practical guide for clinicians. Postgrad Med J **85**：660-666, 2009
2) Albert RK, et al：Azithromycin for prevention of exacerbations of COPD. N Engl J Med **365**：689-698, 2011
3) Altenburg J, et al：Effect of azithromycin maintenance treatment on infectious exacerbations among patients with non-cystic fibrosis bronchiectasis；The BAT randomized controlled trial. JAMA **309**：1251-1259, 2013

4) Suzuki T, et al：Erythromycin and common cold in COPD. Chest **120**：730-733, 2001
5) Seemungal TA, et al：Long-term erythromycin therapy is associated with decreased chronic obstructive pulmonary disease exacerbations. Am J Respir Crit Care Med **178**：1139-1147, 2008
6) Vollenweider DJ, et al：Antibiotics for exacerbations of chronic obstructive pulmonary disease. Cochrane Database Syst Rev 2012 Dec 12；12：CD010257
7) Sanchez F, et al：Is azithromycin the first-choice macrolide for treatment of community-acquired pneumonia? Clin Infect Dis **36**：1239-1245, 2003
8) Kudoh S, et al：Improvement of survival in patients with diffuse panbronchiolitis treated with low-dose erythromycin. Am J Respir Crit Care Med **157**(6 Pt 1)：1829-1832, 1998
9) Griffith DE, et al：An official ATS/IDSA statement；Diagnosis, treatment, and prevention of nontuberculous mycobacterial diseases. Am J Respir Crit Care Med **175**：367-416, 2007
10) Isozumi R, et al：Adult community-acquired pneumonia caused by macrolide resistant Mycoplasma pneumoniae. Respirology **14**：1206-1208, 2009
11) Miyashita N, et al：Macrolide-resistant Mycoplasma pneumoniae in adolescents with community-acquired pneumonia. BMC Infect Dis **12**：126, 2012
12) Goto H：Multicenter surveillance of adult atypical pneumonia in Japan；Its clinical features, and efficacy and safety of clarithromycin. J Infect Chemother **17**：97-104, 2011
13) Hsieh SC, et al：Mycoplasma pneumonia；Clinical and radiographic features in 39 children. Pediatr Int **49**：363-367, 2007

〔皿谷　健〕

⑬ クリンダマイシン

> **ポイント**
> - リボソーム 50S に作用し，蛋白質合成を阻害する静菌性抗菌薬である．グラム陽性菌，嫌気性菌などに有効である．
> - 臓器移行性が高く，軟部組織感染，骨髄炎などに用いられるが，髄液移行性は低い．
> - 嫌気性菌，グラム陽性菌ともに耐性菌が増加傾向であることが報告されている．特にグラム陽性菌では，マクロライドに耐性が誘導されることから，マクロライド耐性の場合，D テストによる確認検査が必要である．
> - グラム陽性球菌の毒素産生を抑制する効果があるため，壊死性筋膜炎や毒素ショック症候群で使用できる．なお，クリンダマイシン感受性と表記されたすべての場合に適応できるわけではない．

スペクトラム，薬剤の特徴

　クリンダマイシン（ダラシン®）はリンコマイシン系薬であり，リボソーム 50S に作用し，蛋白質合成を阻害する静菌性抗菌薬である．グラム陽性菌〔メチシリン感受性黄色ブドウ球菌（MSSA），連鎖球菌，肺炎球菌〕，嫌気性菌をターゲットとして使用されることが多いが，嫌気性菌用の薬剤としては *Bacteroides* の耐性率が高いため，横隔膜より下の感染には使用しない．また，腸球菌はカバーしない（表Ⅲ-37）．

　静注薬だけでなく，経口薬もあり，いずれも臓器移行性が高い．特に骨への移行性が良好であり，軟部組織感染，骨髄炎などによく用いられる．一方，髄液移行性はよくない（表Ⅲ-38）．

表Ⅲ-37　クリンダマイシンの適応

1) 口腔内嫌気性菌を念頭においた頭頸部感染症の empiric therapy の併用薬の1つとして使用する
2) Staphylococcus aureus（MRSA を含む），Streptococcus pyogenes などで D テストを含めた感受性検査から使用可能な場合
　特にβラクタムアレルギーがある場合や骨髄炎などで長期投与が必要な場合は内服薬も考慮する
3) 壊死性筋膜炎などの重篤なグラム陽性球菌による感染が想定される場合に，毒素産生抑制目的として使用する
4) 軽症〜中等症の皮膚軟部組織感染症の empiric therapy として使用する
　ただし，耐性菌の可能性を考慮して慎重に臨床経過を追う必要がある
5) 腹腔内感染症などで嫌気性菌を念頭におき，ほかの薬剤と併用した empiric therapy として使用する
　ただし，耐性菌の可能性を考慮して慎重に臨床経過を追う必要がある
6) ST 合剤，ペンタミジンが使用できない状況における重症のニューモシスチス肺炎に使用する
　ただし，併用する primaquine は現段階では国内で未承認である
7) 重症の熱帯熱マラリアにおいて，キニーネ注射と併用する
　ただし，キニーネ注射は現段階では国内未承認であり，必要な場合は最寄りの熱帯病治療薬研究班薬剤保管施設に問い合わせる

表Ⅲ-38　クリンダマイシンの処方例と薬剤の特徴

用法・用量(成人)
・静注：6〜12 時間ごと，1 日量 600〜2,700 mg 　（保険適用量：1 日 600〜1,200 mg を 2〜4 回に分け，重症感染症には 2,400 mg まで増量し 2〜4 回に分けて投与） ・内服：150〜450 mg，6 時間ごと内服 　（保険適用量：1 回 150 mg を 6 時間ごと，重症感染症では 300 mg を 8 時間ごと） 　肝代謝であるため，腎機能障害による用量の調整は不要
薬剤の特徴
・bioavailability：90% ・臓器移行性が高く，特に骨への移行性が良好 ・副作用：発熱，皮疹，肝機能障害などがある．また，C. difficile 感染がほかの抗菌薬に比べ，高頻度にみられる ・妊娠時の安全性(FDA カテゴリー)：B　動物実験では胎児に対するリスクが確認されていないが，妊婦に対する適切な，対照のある研究が存在しないもの．または，動物実験で有害な作用が確認されているが，妊婦による対照のある研究では，リスクの存在が確認されていないもの

使用される臨床状況と投与法（表Ⅲ-37）

1 グラム陽性菌

　クリンダマイシンはグラム陽性菌，特にA群β溶連菌（*Streptococcus pyogenes*）に対して有効である．市中のメチシリン耐性黄色ブドウ球菌（MRSA）が疑われる場合，第1世代セフェム（セファレキシン）をempiric therapyに用いることができるが，クリンダマイシンは後述するように，感受性検査についての解釈が必要であるため，臨床経過と感受性結果を併せて判断する．特に移行性がよいため，経口投与量としては比較的十分な量を投与できる．したがって，セフェム系を用いることが多いMSSAでも感受性が確認できれば使用できる．また，グラム陽性菌の毒素産生を抑止する効果があるため，その目的でβラクタム系薬と併用されることもある[1]．代表的な使用方法としては，壊死性筋膜炎や毒素ショック症候群などでempiric therapyの1つとして毒素産生抑制目的に使用することがある．

2 嫌気性菌

　嫌気性菌に対しては，横隔膜上下ともに有効である．臓器移行性の高さから，膿瘍の治療で内服薬へのスイッチなどの際によく用いられる．また，ほかの目的で使用する際にも当てはまるが，βラクタム系薬がアレルギーなどで使用できない際にも用いることができる．しかし，横隔膜下の嫌気性菌の1つである*Bacteroides fragilis*のクリンダマイシン感受性は低下傾向にある．日本化学療法学会，日本嫌気性菌感染症研究会の「嫌気性菌感染症の診断・治療ガイドライン」[2]では*B. fragilis*のクリンダマイシン感受性率は37.1％と報告されており，臨床経過に応じて慎重に選択する必要がある．

　口腔内の嫌気性菌（*Peptostreptococcus* spp.など）は，前述のガイドラインでも感受性検査で80％以上と，比較的保たれている．

3 原虫

　単独で使用することはないが，ほかの薬剤と併用することがある．*Plasmodium falciparum*に対してはキニーネ，*Toxoplasma gondii*に対してはピリメサミン，*Pneumocystis jirovecii*にはprimaquineと併用することがあるが，いずれも第一選

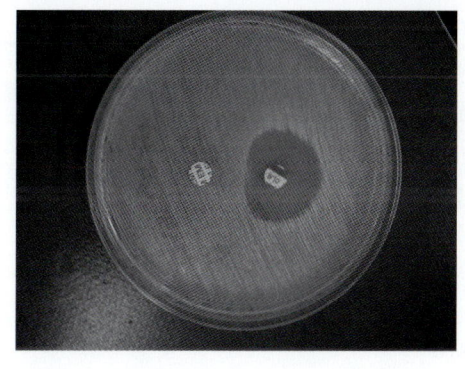

図Ⅲ-3　Dテスト（国立国際医療研究センター 国際感染症センター　忽那賢志氏より）
左：エリスロマイシン，右：クリンダマイシン

択薬としてではない．

4　ブドウ球菌

■ 耐性黄色ブドウ球菌：MLS$_B$型耐性

　クリンダマイシンは，黄色ブドウ球菌に対しても活性がある．ただし，いくつかの耐性機序が明らかとなっており，代表的な機序として挙げられるのは，リボソーム50Sサブユニットの23SrRNA変化に伴うもので，MLS$_B$型耐性と呼ばれている．この耐性を見極めるためにDテストが必要となる．クリンダマイシンは検査で「感受性」と表記されたすべての場合に適応できるわけではない．これは，*in vitro*でエリスロマイシン単独耐性のとき，クリンダマイシンを使用すると，耐性が誘導されることがあるためである．Dテストの結果によって薬剤感受性検査の判定結果が変わることがあるので，使用を検討する場合は検査室（検査会社）に確認する必要がある．

■ Dテストの方法

　寒天培地にクリンダマイシン，エリスロマイシンのディスクを載せて，阻止円の形成を確認する．エリスロマイシンのディスク周辺は阻止円が形成されないが，クリンダマイシンのディスク周辺は阻止円が形成される．しかし，エリスロマイシンによる耐性が誘導される場合は，エリスロマイシンに隣接する方向の阻止円が減少し，「D」の形に見える（図Ⅲ-3）．したがって，「Dテスト陽性＝クリンダマイシン使用が推奨できない」ということになる．これは，連鎖球菌も同様である[3]．

副作用

　発熱や，多様な皮疹がアレルギー反応として認められるが，アナフィラキシーや

多形滲出性紅斑は稀である．代表的な合併症として，内服投与した際に約20%で腸炎を認めるとされているが，*C. diffcile* 関連腸炎が多く含まれている．クリンダマイシンの使用による *C. difficile* 関連腸炎は抗菌薬非投与群と比較して相対危険度は31.8とする報告もある[4]．また，クリンダマイシンでは報告されていないものの，同じグループのリンコマイシンでは急速静注を行うことで，血圧低下が報告されているため，基本的には避ける．

理解を深めるための問題(解答 p 215)

問題 25 細菌培養検査の結果，*Staphylococcus aureus* が同定されており，クリンダマイシンの使用を検討したい．細菌検査の結果，クリンダマイシンを使用する前にDテストが実施されているかを確認する必要がある組み合わせを選べ．

A CLDM S，EM S，CEZ S
B CLDM S，EM S，CEZ R
C CLDM R，EM R，CEZ R
D CLDM R，EM R，CEZ S
E CLDM S，EM R，CEZ S

文献

1) 青木　眞：レジデントのための感染症診療マニュアル，第2版，pp 202-207, 医学書院, 2007
2) Japanese Society of Chemotherapy Committee on guidelines for treatment of anaerobic infections, Japanese Association for Anaerobic Infections Research：Chapter 1-1. Anaerobic infections(General)；epidemiology of anaerobic infections. J Infect Chemother **17** Suppl 1：4-12, 2011
3) Sivapalasingam S, et al：Macrolides, Clindamycin, and Ketdides, Mandell KL, et al(eds)：Principles and Practice of Infectious Diseases, 7th ed, pp 427-448, Churchill Livingstone, 2009
4) Dial S, et al：Patterns of antibiotic use and risk of hospital admission because of *Clostridium difficile* infection. Can Med Assoc J **179**：767-772, 2008

(竹下　望)

14 メトロニダゾール

ポイント

- ◎ 赤痢アメーバ症などの原虫疾患に加え，嫌気性菌感染症，クロストリジウム・ディフィシル感染症に対しても第一選択薬となる．
- ◎ 消化管からの吸収，中枢神経をはじめとする組織移行性に優れている．
- ◎ クリンダマイシンなどほかの嫌気性菌治療薬に比べ，*Bacteroides*の耐性がきわめて稀である．
- ◎ 稀に小脳失調や精神症状などの中枢神経障害の報告があり，長期使用の際は注意が必要である．

スペクトラム

　メトロニダゾール（フラジール®：経口薬）は海外では嫌気性菌感染症やクロストリジウム・ディフィシル感染症，アメーバ赤痢などに標準的に用いる抗菌薬であるが，国内ではトリコモナス症のみの適応であった時間が長く，臨床での使用経験が少ない医師も多いと思われる．

　メトロニダゾールについては2007年8月に胃潰瘍・十二指腸潰瘍におけるヘリコバクター・ピロリ感染症の適応が保険に追加され，2012年8月にはアメーバ赤痢・ランブル鞭毛虫感染症・嫌気性菌感染症・感染性腸炎（クロストリジウム・ディフィシル感染症）の適応が追加となった．

薬物動態（表Ⅲ-39）

　経口メトロニダゾールは小腸で吸収され，吸収率はほぼ100％である．吸収後はあらゆる組織，膿瘍腔，骨へ移行する．血液脳関門（blood brain barrier）の透過性も良好であり髄液中に45〜89％移行するため，脳膿瘍などの治療にも用いることができる．しかも肝臓で代謝されるため，腎機能調節が不要である．肝不全がある

表Ⅲ-39 メトロニダゾールの特徴

bioavailability	100%
血中濃度ピーク	20.2 μg/mL
血中半減期	6〜14 時間
脳脊髄液への移行	45〜89%
排泄経路	肝臓
妊娠時の安全性（FDA カテゴリー）	B：動物実験では胎児に対するリスクが確認されていないが，妊婦に対する適切な，対照のある研究が存在しないもの．または，動物実験で有害な作用が確認されているが，妊婦による対照のある研究では，リスクの存在が確認されていないもの
副作用および他薬剤との相互作用	本文参照

表Ⅲ-40 各疾患に対するメトロニダゾールの投与法

疾患名	投与量	投与期間
赤痢アメーバ症	1 回 500 mg 1 日 3 回	7〜10 日間
ランブル鞭毛虫感染症	1 回 250 mg 1 日 3 回	5〜7 日間
嫌気性菌感染症	1 回 500 mg 1 日 3 回	病態に応じて異なる
クロストリジウム・ディフィシル感染症	1 回 250 mg 1 日 4 回または 1 回 500 mg 1 日 3 回	10〜14 日間
ヘリコバクター・ピロリ感染症（他薬剤と併用）	1 回 250 mg 1 日 2 回	7 日間

国内では経口薬のみ．腎機能による用量調整は不要．

患者では，半減期が延長し副作用が強く出たという報告もある．ただし，肝不全時の投与量については明確な基準がない．

使用される臨床状況と投与法（表Ⅲ-40）

1 原虫による感染症

赤痢アメーバ症，ランブル鞭毛虫感染症，トリコモナス症などに使用する．

■赤痢アメーバ

肝膿瘍，腸管感染症などを起こす．メトロニダゾールは栄養体に対して有効であるが，シストには無効である．腸管感染症の再発を繰り返す症例においてはシストに対する治療が必要である．このシストに有効な薬剤パロモマイシンは 2012 年ま

で国内では入手困難であったが，2012年12月25日に製造販売が承認された．成人に対し，メトロニダゾールを1回500 mg 1日3回，7〜10日間で治療する．シストが残る症例については，パロモマイシン硫酸塩（アメパロモ®）1回 500 mgを1日3回10日間，食後に経口投与する[1]．

■ ランブル鞭毛虫感染症

多くはアジアを中心とした渡航者下痢症でみられる．治療は1回250 mgを1日3回，5〜7日間投与する．

2 嫌気性菌感染症

嫌気性菌といっても *Peptostreptococcus* spp. のような口腔内にみられる菌から，*Bacteroides* spp., *Clostridium* spp. のように主に消化管に存在する菌まで幅が広い．感染症においても膿胸や脳膿瘍，腹膜炎，肝膿瘍，ガス壊疽などに関与している．多くの嫌気性菌はペニシリンにも感受性を有しているが，*Prevotrella* spp. や *Bacteroides* spp. など一部の菌種では β ラクタマーゼを産生しており，抗菌薬選択のうえで問題となる．そのため，嫌気性菌の感染症にはクリンダマイシン，メトロニダゾール，β ラクタマーゼ阻害薬配合ペニシリン，セフメタゾール，カルバペネム薬などが選択される．

近年，*Bacteroides* のクリンダマイシンやセフメタゾール耐性例が報告されており，30〜40％はこれらの薬剤に耐性である．一方，*Bacteroides* のメトロニダゾール耐性は非常に稀であり，1％未満とされる[2]．嫌気性菌感染症には最も信頼性が高い薬剤である．1回 500 mgを1日3回投与する．

嫌気性菌感染症の多くは好気性菌との混合感染であり，嫌気性菌のみでなく，どの菌種が同時に検出されるかを考えることが治療薬の選択では重要となる．例えば肺膿瘍であれば，口腔内の連鎖球菌や *Peptostreptococcus* を対象としアンピシリン・スルバクタムが選択となるが，胆管にステントが入っているがん患者の肝膿瘍であれば，*Bacteroides* に加え腸球菌，耐性傾向の強い腸内細菌（*Enterobacter* など）を対象にピペラシリン・タゾバクタムやセフェピム＋クリンダマイシンなどが選択となる．表Ⅲ-41 に各種薬剤の嫌気性菌以外のスペクトラム，*Bacteroides* の耐性率などを示す．

表Ⅲ-41 嫌気性菌治療薬の特徴

薬剤名	特徴とスペクトラム	適応
アンピシリン・スルバクタム	・静注薬 ・大腸菌，クレブシエラなどの腸内細菌，連鎖球菌，メチシリン感受性黄色ブドウ球菌（MSSA）などにも感受性あり ・*Bacteroides* の感受性良好	膿胸，誤嚥性肺炎，動物咬傷 胃・十二指腸穿孔後腹膜炎
ピペラシリン・タゾバクタム	・静注薬 ・アンピシリン・スルバクタムの感受性に加え，緑膿菌などのブドウ糖非発酵菌も含めたグラム陰性桿菌を広くカバー ・*Bacteroides* の感受性良好	大腸穿孔による腹膜炎，肝膿瘍
セフメタゾール	・静注薬 ・大腸菌などのグラム陰性桿菌，MSSAなどにも感受性あり ・*Bacteroides* の感受性は60～70%程度	大腸手術時の周術期抗菌薬，虫垂炎などの腹腔内感染症
クリンダマイシン	・静注薬と経口薬がある ・消化管からの吸収はよい ・連鎖球菌，黄色ブドウ球菌などのグラム陽性球菌に感受性を有する．グラム陰性桿菌には感受性をもたない ・*Bacteroides* の感受性は60～70%程度	セフェム系薬剤と併用し，各種嫌気性菌感染症に使用
メトロニダゾール	・経口薬のみ．消化管からの吸収はよい ・*Bacteroides* の耐性例は非常に稀（<1%） ・好気性菌には感受性をもたない	セフェム系やキノロン系などと併用，各種嫌気性菌感染症，クロストリジウム・ディフィシル感染症，赤痢アメーバ，ヘリコバクター感染症
カルバペネム薬（イミペネム，メロペネムなど）	・静注薬のみ ・連鎖球菌やMSSAを含むグラム陽性球菌，緑膿菌も含む幅広いスペクトラムをもつ ・*Bacteroides* の感受性良好	壊死性筋膜炎，重症腹腔内感染症，ESBLs産生菌による感染症

3 クロストリジウム・ディフィシル感染症

　クロストリジウム・ディフィシル感染症におけるメトロニダゾールとバンコマイシンの有効性および再発率に差はない[3]．メトロニダゾールのほうが薬価が低いため，第一選択薬として好まれる．ただし，重症例（白血球数15,000/μL以上，クレアチニンが基準値より1.5倍以上上昇）ではメトロニダゾールに比べバンコマイシン投与群での治療成績が優れている．メトロニダゾールは1回250 mgを1日4回または500 mg 3回を10～14日間投与する．

内服ができない症例については海外ではメトロニダゾール静注薬で治療を行うが、現在日本には静注薬がないため、経管チューブや注腸による投与が選択となる。ただし、腸管狭窄や穿孔がある場合は経管投与が困難であり、注腸投与は医療従事者や患者の負担が大きい。2010年、原ら[4]がメトロニダゾール腟錠の経直腸投与の症例を報告しており、適応外使用となるが当院では経口摂取ができない患者のクロストリジウム・ディフィシル感染症の治療選択の1つとして用いている。

4 ヘリコバクター・ピロリ感染症

クラリスロマイシン耐性ヘリコバクター・ピロリ感染症に対し、メトロニダゾールをプロトンポンプ阻害薬（PPI）とアモキシシリン併用下で用いる（二次除菌）。国内において、クラリスロマイシン耐性率は2012年の報告では38.5％とされている。

成人にはメトロニダゾールとして1回250 mg、アモキシシリン水和物として1回750 mg（力価）およびPPIの3剤を同時に1日2回、7日間経口投与することにより81.7〜100％の除菌効果があると報告されている。

副作用，相互作用

最も頻度が高いのは消化器症状で、悪心、胃部不快感、食欲低下、下痢などがみられる。稀ではあるが、中枢神経障害の報告もあり、小脳失調が75％、精神症状が33％、痙攣が13％にみられた[5]。長期（30日以上）に使う例でみられることが多いが、少量でも発生した報告もある。筆者はメトロニダゾールによる無菌性髄膜炎を経験した。長期使用例での末梢神経障害の報告もある。

メトロニダゾールはアルコールと相互作用を起こし、ジスルフィラム様反応（気分不快、悪心、嘔吐、動悸など）が出現しうる。内服中の飲酒を慎むように指導が必要である。また、ワルファリンやフェニトイン併用時にはこれらの血中濃度が高くなるため、注意が必要である。

静注薬の国内承認が待たれる

前述のようにメトロニダゾールは嫌気性菌に対し最も信頼度が高い薬剤であり、海外では静注薬が使用されているが、国内には経口薬しかない。内服ができる例では問題とならないが、消化管穿孔を伴う嫌気性菌感染症などでは用いることができない。国内での承認が待たれる。

理解を深めるための問題（解答 p 215）

問題 26　メトロニダゾールで治療できない微生物はどれか．1つ選べ．

A *Clostridium difficile*
B 大腸菌
C 赤痢アメーバ
D *Bacteroides fragilis*
E *Helicobacter pylori*

● 文献

1) 輸入熱帯病・寄生虫症に対する希少疾病治療薬を用いた最適な治療法による医療対応の確立に関する研究班：寄生虫症薬物治療の手引き改訂第7.0版
2) Nagy E, et al：Antimicrobial susceptibility of *Bacteroides fragilis* group isolates in Europe；20 years of experience. Clin Microbiol Infect **17**：371-379, 2011
3) Wenisch C, et al：Comparison of vancomycin, teicoplanin, metronidazole, and fusidic acid for the treatment of Clostridium difficile-associated diarrhea. Clin Infect Dis **22**：813-818, 1996
4) 原　弘士，他：Metronidazole腟錠の経直腸投与が奏功した*Clostridium difficile*関連下痢症の1例．日化療会誌 **58**：119-124, 2010
5) Kuriyama A, et al：Metronidazole-induced central nervous system toxicity；A systematic review. Clin Neuropharmacol **34**：241-247, 2011

（倉井華子）

15 ST合剤

> **ポイント**
> - スルファメトキサゾール（葉酸合成阻害薬）とトリメトプリム（葉酸活性阻害薬）の合剤である．
> - ST合剤は尿路感染や各種の耐性菌による感染症の治療に使用できる．
> - MRSAによる軟部組織，骨髄炎の治療に使用できるが，菌血症には用いないこと．
> - 前立腺，骨，髄液移行性がよい．
> - 投与量は疾患や腎機能によって推奨が異なるので，安易に投与量を決定してはならない．
> - βラクタム系薬より副作用が問題になりやすいので，長期に使う場合は電解質や血算のチェックが必須である．

古い薬を今使いこなす

ST合剤（バクタ®：経口，バクトラミン®：経口，静注）に含まれるスルファメトキサゾール（SMX）はサルファ剤の一種で，サルファ剤はペニシリンに先駆けて実用化された抗微生物薬である．βラクタム系に比較すると，毒性の強さや耐性化のために現在では特殊な微生物による感染症の治療でのみ用いられることが多いが，特殊な微生物以外にも適応となる状況は多々あり，使いこなせれば感染症診療の幅を広げることができる．歴史のある薬剤であるがゆえに商業的な脚光を浴びることが少ない本薬剤の今日的な使いどころについてまとめる．

作用機序

SMXは葉酸合成阻害薬，トリメトプリム（TMP）は葉酸活性阻害薬である．この2剤が配合されている理由は，葉酸代謝経路の異なる部位を別々に阻害して相乗効

果が得られると考えられているためである．当初は配合により耐性出現を抑制すると考えられていたが，現在ではその証拠はないとされている．

ST合剤配合比率はSMX：TMP＝5：1である．この配合比率になっているのはTMPが脂肪によく溶解し，分布容積が5倍になるといわれるためである．両剤とも腸管からの吸収は良好である．

抗微生物薬として用いるサルファ剤において，現在使用されているものとしてはダプソン（ハンセン病治療薬），プログアニル（抗マラリア薬），ピリメサミン（抗原虫薬），などが知られている．ちなみに創傷の局所などによく用いるゲーベン®，テラジアパスタ®にはSMXと同じ抗菌作用をもつサルファ剤であるスルファジアジンが含まれている．

スペクトラム

多くの好気性グラム陽性菌，陰性菌，寄生虫まで幅広いスペクトラムをもつのが特徴である．本来，腸球菌と緑膿菌，*Bacteroides* などの嫌気性菌には無効である．黄色ブドウ球菌や大腸菌には耐性が多くみられるため，感受性の確認が必要である．

適応

ST合剤は米国では尿路感染，気道感染のいずれにも使われてきたが，日本ではそのような使い方はされてこなかった．現在，最も使用頻度が高いと思われる疾患について下記にまとめる．これ以外にも旅行者下痢症，慢性閉塞性肺疾患の急性増悪などが適応とされる（表Ⅲ-42）．

1 尿路感染症

膀胱炎，腎盂腎炎ともに原因となった微生物が判明するまでの empiric therapy によい適応である．ただし，地域の大腸菌の感受性率があまりに低い場合は避ける必要がある．日本では尿路感染という診断がつくとすぐにキノロン系を処方されてしまうことが多いが，ST合剤も本来は第一選択である．キノロンの感受性を保つためにも積極的に用いたい．ただし，ST合剤は妊婦には避けたほうがよいため（FDAカテゴリー：C），尿路感染を起こす頻度の高い若い女性に使いにくいのが欠点である．腎盂腎炎で培養結果の判明後に，感受性があれば確定治療の薬剤とし

表Ⅲ-42　ST合剤の代表的な適応疾患と処方例(文献2を基に作成)

微生物	臓器	投与量
E. coli などの腸内細菌	膀胱炎	1回2錠　1日2回(3日間)
	腎盂腎炎	1回2錠　1日2回
	前立腺炎	1回2錠　1日2回
S. maltophilia B. cepacia	肺炎，菌血症	15 mg/kg/日　点滴/内服　2〜3回に分割
MRSA	皮膚・軟部組織感染症	2〜4錠1日2回内服
	骨髄炎，関節炎	1回3.5〜4.0 mg/kg　内服/点滴　8〜12時間ごと 骨髄炎ではリファンピシンと併用する
	髄膜炎，脳膿瘍，硬膜下膿瘍	15 mg/kg/日　点滴/内服　2〜3回に分割
P. jirovecii	肺炎	15 mg/kg/日　点滴/内服　2〜3回に分割
	予防	1日1錠を連日または2錠を週3回
Nocardia spp.	肺炎，脳膿瘍	15 mg/kg/日　点滴/内服　2〜3回に分割

・bioavailability：98%
・腎障害がある場合の用量調節：
　30<Ccr 通常用量，15≦Ccr≦30 通常の1/2量，Ccr<15 投与しないことが望ましいが，P. jirovecii に用いる場合は 5〜10 mg/kg　24時間ごと．

て用いるのもよい．例えば，入院治療を要した腎盂腎炎の患者が経口薬に切りかえる場合などに用いる．また，前立腺への移行もよいので，前立腺炎の治療にも用いられる．

2　多剤耐性の微生物

■ Stenotrophomonas maltophilia, Burkholderia cepacia

　これらはカルバペネム無効のグラム陰性桿菌として知られている．血液腫瘍の患者などで出血性肺炎や，菌血症を起こすこともある．これらの第一選択はST合剤で，多めの量の投与が推奨されている．喀痰から検出された場合はほとんどが気道の定着菌であり，治療対象とすべきかどうかは慎重な判断が必要である．菌血症の場合は必ずST合剤で治療する．専門家によってはアレルギーがある場合は脱感作してでも投与せよと推奨している[1]．

■ メチシリン耐性黄色ブドウ球菌(MRSA)

　MRSA は ST 合剤に耐性をもつ株も多いが，感受性が残されている場合は治療薬の選択肢の1つとなる．特に近年，市中感染型 MRSA(community-acuquired

MRSA：CA-MRSA）といわれるタイプの株が市中での感染（特に軟部組織感染）を起こすことがあり，主に米国で問題となっている．これらのタイプはβラクタム系薬には耐性をもつが，そのほかの系統の抗菌薬には感受性が保たれていることが多い．日本でのCA-MRSAの疫学は明らかではないが，この先，外来診療で問題になる可能性はある．院内型のMRSAはST合剤にも耐性のことが多いが，幸いにして感受性が残っていた場合は骨髄炎などの長期間の抗菌薬投与が必要な感染症に対して内服で用いることができる．静菌的に作用することから菌血症に対しては推奨されていない[2]．

3 *Pneumocystis jirovecii* 肺炎（ニューモシスチス肺炎：PCP）

治療には大量を用いるが，予防投与にも少量が用いられる．ステロイド，免疫抑制剤などによる細胞性免疫不全の患者では予防投与の適応を検討するのが重要である．HIV患者ではCD4値による適応を判定するが，それ以外の細胞性免疫不全では予防投与の基準は明らかではない[3]．

剤形，用法・用量

　ST合剤の投与量は添付文書ではTMPの体重当たりの投与量で記載されているが，一般に外来で治癒可能な疾患では，錠数で簡略的に記載されている．ST合剤1錠にTMPは80 mg，SMXは400 mg含有されている．点滴用製剤は1バイアルにTMP 80 mgが含まれているので，内服の錠数と点滴でのバイアル数は同じになる．なお，点滴用の製剤は1アンプル当たり125 mLの5％ブドウ糖液に溶解するが，血管内に投与する量を減らしたい場合は1アンプル当たり75 mLまで減量可能である．

　サンフォードなどの米国の教科書にはDS（double strength）という記載がみられるが，これは日本のST合剤2錠を1錠にまとめた剤形が米国にあるためである．日本にはない剤形なので注意が必要である．

1 処方例

　投与量の推奨には幅があり，最大投与量を用いるのがPCPなどの重症度の高い疾患であり，最も少ないのは膀胱炎のような軽症の疾患である．MRSAをターゲットとした場合の投与量は定まったものがないが，米国感染症学会のガイドライン[2]

表Ⅲ-43 代表的な薬剤相互作用

薬剤	ST合剤併用による効果
ワルファリン	抗凝固作用の増強
メトトレキサート	汎血球減少
フェニトイン	血中濃度上昇
ジゴキシン	作用増強
スルホニルウレア	低血糖

に記載された量を表Ⅲ-42に載せた．簡易的には以下のように記憶しておくとよい．
- 膀胱炎：1回2錠1日2回
- PCP：体重50 kgで1日9錠，60 kgで1日12錠程度

2 使用上の注意点

腎代謝の薬剤であり，腎不全患者では排泄が延長するため，腎機能に応じて用量調節が必要である（表Ⅲ-42）．

副作用，相互作用

悪心，食欲不振などの消化器症状と皮疹が最もよく起きる副作用である．また多くの患者で血清クレアチニンの軽度上昇(10%程度)がみられるが，これはTMPが尿細管におけるクレアチニンの排泄を阻害するためで，糸球体ろ過量の低下を伴わず，投与終了とともに元に戻る．高カリウム血症もしばしばみられるため，特に大量投与中は電解質のチェックが必要である．高カリウム血症ほどの頻度ではないが，低ナトリウム血症も合併することがある．TMPがカリウム保持性の利尿薬として作用する側面があるためと考えられている．

葉酸代謝阻害薬なので人間の造血にも影響すると考えられるが，理論的には数万倍の高濃度でなければ人間の葉酸代謝には影響が出ないとされ，ほかの葉酸代謝阻害剤やサルファ剤を併用している状況でなければ造血器毒性は稀とされる[4]．しかし，造血系へのダメージが致命的になる状況では避けたほうが慎重な対応といえる．

日常的によく用いられる薬剤との相互作用が知られている．代表的なものを表Ⅲ-43にまとめた．

理解を深めるための問題(解答 p 216)

問題 27 ST 合剤が第一選択となる疾患はどれか．2 つ選べ．

- A 緑膿菌菌血症
- B *Pneumocystis jirovecii* 肺炎
- C ノカルジア肺炎
- D 腸球菌による尿路感染症
- E 腸管穿孔に伴う二次性腹膜炎

文献

1) Safdar A, Rolston KV：*Stenotrophomonas maltophilia*；Changing spectrum of a serious bacterial pathogen in patients with cancer. Clin Infect Dis **45**：1602-1609, 2007
2) Liu C, et al：Clinical practice guidelines by the Infectious Diseases Society of America for the treatment of methicillin-resistant *Staphylococcus aureus* infections in adults and children. Clin Infect Dis **52**：e18-55, 2011
3) 相野田祐介：ニューモシスチス肺炎，大曲貴夫(編)：免疫不全者の呼吸器感染症，pp 241-245，南山堂，2011
4) Masters PA, et al：Trimethoprim-sulfamethoxazole revisited. Arch Intern Med **163**：402-410, 2003

(藤田崇宏)

理解を深めるための 27 題―解答

問題 1 (p 37) 正解：**C**

　黄色ブドウ球菌のカテーテル関連血流感染症(CRBSI)を強く疑う経過である．黄色ブドウ球菌の菌血症は高率に転移性病変や特に感染性心内膜炎を合併する．そのため，必ず，血液培養の再検査で陰性化を確認しておく必要がある．(A)CRP はまったく治療の指標にならない．(B)黄色ブドウ球菌はそもそもグラム陽性球菌である．(D)白血球が高くても低くても CRBSI の治療経過とは直接関係ない．(E)感受性判明までは de-escalation するべきでない． 〔大路　剛〕

問題 2 (p 37) 正解：**C, D**

　明らかなグラム陽性桿菌による髄膜炎の症例である．市中感染であり，通常はリステリアを考えるべきであろう．院内発生で化学療法中などであれば，*Bacillus cereus* なども鑑別に挙がってくる．リステリアの髄膜炎では通常アンピシリンであるが(ゲンタマイシンの併用を推奨する専門家もいる)，メロペネムは第二選択としてアレルギーを有する場合などに使用可能である．(A)バンコマイシン投与中にリステリア髄膜炎を発症した症例報告があり，使用しにくい．(B)セフトリアキソンはリステリアに感受性を有さない．(E)レボフロキサシンはリステリア髄膜炎には使用できない． 〔大路　剛〕

問題 3 (p 45) 正解：**D**

　発熱性好中球減少症では緑膿菌をカバーする抗菌薬をいち早く投与することが重要である．緑膿菌をカバーしないセフトリアキソン，アジスロマイシンは不適切である．院内のアンチバイオグラムをみると，メロペネム，シプロフロキサシンの感受性率は良好とはいえず，この病院での初期治療としてはセフェピムが最も適切である． 〔山本舜悟〕

問題 4 (p 52) 正解：B

クリンダマイシンは横隔膜下の代表的嫌気性菌の *Bacteroides fragilis* に対して感受性率は50%以下であり，嫌気性菌のエンピリカルな治療には勧められない．メトロニダゾールは腹腔内嫌気性菌に対して広いスペクトラムを有するが，大腸菌や溶連菌などの好気性菌には効果がないので，通常はセフェム系抗菌薬と併用される．アンピシリン・スルバクタムは嫌気性菌に対して感受性は良好であるが，大腸菌の耐性化が進んできている地域では注意を要する．しかし，現時点では不適切とまではいえない．

〔北薗英隆〕

問題 5 (p 59) 正解：C

人工呼吸器関連肺炎とカテーテル関連血流感染を第一に疑う状況である．経験的治療としては，緑膿菌を含むグラム陰性桿菌，黄色ブドウ球菌やコアグラーゼ陰性ブドウ球菌(CNS)などグラム陽性球菌をともにカバーする必要がある．

〔笹野幹雄・林　淑朗〕

問題 6 (p 67) 正解：A

人工膝関節置換術後の手術部位感染例である．起因菌としてはグラム陰性桿菌よりはグラム陽性球菌，特に MRSA など黄色ブドウ球菌が頻度として高いため，初期抗菌薬はセファゾリンではなくバンコマイシンを選択すべきである．培養結果でMSSAと判明すればセファゾリンへ変更する．アルベカシン，セフトリアキソン，シプロフロキサシンはいずれも初期選択すべき抗菌薬としては不適切である．

〔中村権一〕

問題 7 (p 76) 正解：A, C

(A) β ラクタム系薬は細胞壁合成阻害薬である．(B) アミノペニシリンであるアンピシリンは *E. coli*, *Proteus mirabilis* といった一部のグラム陰性桿菌に対する活性を有する．(C) セファゾリンは脳脊髄液への移行性がないため，細菌性髄膜炎

治療の第一選択薬には，第3世代セファロスポリン系薬を含むレジメンを考慮する．(D)カルバペネム系薬は，AmpC βラクタマーゼ産生菌，ESBL産生菌といった多剤耐性菌に用いる薬剤である．(E)ペニシリン系抗菌薬との交差アレルギーの頻度は「カルバペネム系＞セフェム系≫モノバクタム系」といったイメージで考えるとわかりやすい．

〔丹羽一貴・有馬丈洋・本郷偉元〕

問題8 (p 80) 正解：D

レボフロキサシンはグラム陰性桿菌として腸内細菌 (*Escherichia coli*, *Klebsiella*, *Proteus* など)，緑膿菌を含む "SPACE" といわれる菌 (*Serratia*, *Pseudomonas*, *Acinetobacter*, *Citrobacter*, *Enterobacter*) やグラム陽性球菌の連鎖球菌，肺炎球菌，メチシリン感受性黄色ブドウ球菌にも効果を有し，それ以外に *Legionella* spp. などの非定型肺炎の原因となるものにもスペクトラムを有している．しかし，*Bacteroides fragilis* group のような嫌気性菌に対しては殺菌効果を発揮しない．

〔渋江 寧・岡 秀昭〕

問題9 (p 86) 正解：B

(A)原則，バンコマイシンが第一選択薬である．リネゾリドの使用も可能．(B)腎機能が正常ならば，アミノグリコシド系薬とアンピシリン（またはバンコマイシン）などを併用する．(C)アミノグリコシド系薬は髄液移行性がないので，使用できない．(D)アミノグリコシド系薬は，肺への組織透過性が低いため，第一選択薬ではない．やむを得ず，ほかの薬剤と併用する場合はある．(E)原則，バンコマイシンが第一選択薬である．テイコプラニン，ダプトマイシンも使用可能である．

〔矢野晴美〕

問題10 (p 91) 正解：C

アジスロマイシンは，ほかのマクロライド系薬剤（エリスロマイシン，クラリスロマイシン）と比べて，①半減期が長く (2〜4日)，1日1回投与で組織に十分な濃度が保たれ，抗菌作用を示す．②消化器症状などの副反応が少ない，③ CYP で代

謝されるが，ほかの薬剤との相互作用が少ない．マクロライド系薬は，一般的に経口投与時にはその吸収はよく，非定型肺炎に対してはどの薬剤も臨床効果があるが，耐性が出たものは交差耐性をもつので，どの薬剤を使用しても臨床効果は期待できない．

〔齋藤昭彦〕

問題 11 (p 97) 正解：**C**

本文中にも述べたように，リケッチア症は第一選択となりうる．(A)(B)(D)(E)は想定される微生物が，いずれもテトラサイクリン系薬を第一選択で用いるものではない．また(A)(B)の背景に関してはテトラサイクリン系薬の禁忌にあたる．

〔相野田祐介〕

問題 12 (p 104) 正解：**D**

経口セフェム系抗菌薬の bioavailability は第 1 世代であるセファレキシンを除くと極端に低い．そのため，経口抗菌薬で外来感染症を治療する際にはあくまで第二選択薬であることが多いことに注意が必要である． 〔大野博司〕

問題 13 (p 113) 正解：**C**

多くの場合，淋菌は β ラクタマーゼを産生している．また，ニューキノロンも耐性化が進み，第一選択薬は第 3 世代セファロスポリンとなる． 〔土井朝子〕

問題 14 (p 118) 正解：**C**

緑膿菌に活性をもつ抗菌薬は(A)(B)(D)(E)以外にアズトレオナム，セフェピムなどのセファロスポリンがある．逆にいうとこの 6 系統しかない．実際にいくつかは耐性のために使用できないことが多く，選択肢はさらに限られる．今後も新しい抗菌薬は開発される見込みがなく，最も適正使用を心がける必要がある．アンピシリン・スルバクタムはグラム陽性球菌，グラム陰性桿菌，嫌気性に抗菌活性をもち，市中感染症の起因菌をほぼカバーするが緑膿菌にはスペクトラムをもたない． 〔山口征啓〕

問題 15 (p 124) 正解：**B, D**

(A)メチシリン感受性黄色ブドウ球菌には第1世代セファロスポリンが有効である．(B)腸球菌にはセファロスポリン系薬が無効である．(C)A群溶連菌による壊死性筋膜炎は劇症型として重症化することもあるが，感受性があれば第1世代セファロスポリンで治療できる．(D)髄膜炎のような中枢神経感染の場合，第1世代セファロスポリンの移行性が悪いため，感受性良好であっても使用しない．(E)創部感染予防時には皮膚常在菌を想定した第1世代セファロスポリン系薬剤が用いられる．

〔岩渕千太郎〕

問題 16 (p 132) 正解：**E**

(A)市中肺炎の主な起因菌である肺炎球菌，インフルエンザ菌，モラクセラ，(B)淋菌，(C)細菌性髄膜炎の主な起因菌である肺炎球菌，インフルエンザ菌，髄膜炎菌，(D)特発性細菌性腹膜炎の主な起因菌である腸内細菌，肺炎球菌はセフォタキシム，セフトリアキソンでほぼカバーされる．(E)カテーテル関連血流感染の主な起因菌は黄色ブドウ球菌，コアグラーゼ陰性ブドウ球菌などであり，セフォタキシム，セフトリアキソンでは効果のないことが多い．

〔栃谷健太郎〕

問題 17 (p 138) 正解：**C**

(A)セフェピムもセフェム系薬であるので，セフェム系に対してアレルギー歴のある患者には投与を避けるべきである．(B)ESBLs産生菌の場合にはカルバペネム系薬の使用を検討すべきである．セフェピムは感受性をもたない．(C)緑膿菌にも抗菌薬活性をもつセフェピムはよい選択肢である．(D)セフェピムはMRSAに対しては無効である．(E)セフェピムはMSSAに対しても効果を示すが，あえて広域抗菌薬のセフェピムを使用する必要はない．セファゾリンが第一選択薬である．

〔馳　亮太〕

問題 18 (p 148) 正解：E

カルバペネム系薬は，ほかの抗菌薬と比較して薬剤耐性誘導をしやすい．抗菌薬治療に伴う緑膿菌の薬剤耐性ハザード比は，イミペネム 44.0，シプロフロキサシン 9.2，ピペラシリン 5.2，セフタジジム 0.8 という報告がある．本文に示した報告でも同様の結果である (p 145, 図Ⅲ-1)．　　　　　　　　　　　　　〔久保健児〕

問題 19 (p 155) 正解：E

覚えるべき 3 つのキノロン系抗菌薬の特徴を理解し，不必要なスペクトラムではないかを常に意識する姿勢が重要である．(A)シプロフロキサシンは連鎖球菌(特に肺炎球菌)には用いない．(C)キノロン系で緑膿菌に対する活性が最も高いのはレボフロキサシンである．　　　　　　　　　　　　　　　　　　　〔岸田直樹〕

問題 20 (p 161) 正解：B

腎障害のある患者において，腎排泄の薬剤は身体からの排泄が遅くなるという意味である．初回投与後の身体組織への分布については腎機能とは関係がないため，初回投与では通常量を投与し，2 回目以降の投与を調節する．　　〔山本舜悟〕

問題 21 (p 168) 正解：C

MRSA による椎体炎の治療期間は，最低 8 週間である．極端に短縮したり，あるいは体温や CRP 値を指標にして治療を短縮したりしないようにする．〔上原由紀〕

問題 22 (p 176) 正解：C

ダプトマイシンは肺胞サーファクタントで不活性化されるため，肺炎に対しては無効で，使用してはならない．　　　　　　　　　　　　　　　　　　〔笠原　敬〕

問題 23 (p 183) 正解：D

日本国内で経験しうるリケッチア症にはつつが虫病，日本紅斑熱があるが，いず

れも疑われたら直ちに治療を開始する．確定診断は血清学的検査，血液や痂皮の遺伝子学的検査によるが，その結果を待つことで治療開始が遅れてはならない．特異抗体価の上昇をペア血清確認，また痂皮があればその遺伝子検査を提出することで，治療開始後でも確定診断は可能である．患者の受診の遅れ，医療者側の診断治療の遅れが長引くほど，播種性血管内凝固症候群（DIC）を併発し重症化し致死的状況になりうる．リケッチア症が疑われた場合，βラクタム系薬による治療は無効であり，経口のドキシサイクリンあるいはミノサイクリン，もしくは経静脈的にミノサイクリンを投与する．

〔成田　雅〕

問題24（p 188）正解：**A**

びまん性汎細気管支炎の第一選択薬はエリスロマイシンである．　　〔皿谷　健〕

問題25（p 196）正解：**E**

Dテストはエリスロマイシンが耐性（R），クリンダマイシンが感受性（S）がある場合に実施する．これは，エリスロマイシンが耐性である場合，クリンダマイシンが感受性でも，使用後に耐性が誘導されることがあるためである．　　〔竹下　望〕

問題26（p 202）正解：**B**

メトロニダゾールは赤痢アメーバ症などの原虫疾患に加え，*Bacteroides fragilis*を含む嫌気性菌感染症，*Clostridium difficile*感染症，プロトンポンプ阻害薬とアモキシシリン併用下における*Helicobacter pylori*感染症で用いられる．嫌気性菌感染症の多くは好気性菌との混合感染であるが，メトロニダゾールは好気性菌には感受性をもたない．肝膿瘍や腹腔内膿瘍など嫌気性菌に加え，大腸菌をはじめとするグラム陰性桿菌が関与する場合には，セフェム系薬剤などの併用が必要となる．

〔倉井華子〕

問題 27 (p 208) 正解：**B, C**

（A）（D）緑膿菌，腸球菌に対しては本来的に無効である．（B）（C）*Pneumocystis jirovecii* 肺炎，ノカルジアは ST 合剤が第一選択薬である．（E）嫌気性菌にも本来的に無効なため，腸管内の嫌気性菌のカバーが必要な場合に ST 合剤単独での治療は不適切である．

〔藤田崇宏〕

索引

数字・欧文

ギリシャ

βラクタマーゼ　109
βラクタマーゼ阻害薬配合ペニシリン　49, 72

数字

1日1回投与(法)　83, 158

欧文

A群溶血性連鎖球菌(A群溶連菌)　32, 106
Acinetobacter　78
AmpC産生菌　42, 136
AUC　12
AUC/MIC　13, 70, 163
B, C, G群溶血性連鎖球菌(B, C, G群溶連菌)
　　　　　　　　　　　　　　　33, 107
Bacillus cereus　36
Bacteroides　199
―― *fragilis*　49, 115
bioavailability　12, 14, 98
Burkholderia cepacia　205
Citrobacter　42, 78
Cmax　12
Cmax/MIC　13, 69
COPD　186
Corynebacterium　37
D-Test(Dテスト)　88, 195
de-escalation　11, 109, 122
definitive therapy　106
Enterobacter　41, 42, 78

Enterococcus　34
―― *faecalis*　71, 108
ESBLs産生菌　43
Escherichia coli　41, 127
extended infusion　59
infection control doctor(ICD)　26
Klebsiella　127
―― *pneumoniae*　41, 119
Leptospira　71
Listeria monocytogenes　36, 71
MBC　16
MIC　16, 20
MLS_B型耐性　195
Morganella morganii　41
MRSA　35, 61, 163, 167, 170, 179
MSSA　35, 71, 73, 121
nafcillin　121
Neisseria meningitidis　71
normogram　83
NSAIDs　80, 165
oxacillin　121
penicillin resistant *Streptococcus pneumoniae*
　(PRSP)　129
penicillin sensitive *Streptococcus pneumoniae*(PSSP)　107
Peptostreptococcus　107, 199
pharmacodynamics　12
pharmacokinetics　12
PK/PD理論　12
post antibiotic effect(PAE)　83, 158
Proteus　41
―― *mirabilis*　119, 127
Pseudomonas　78

QT 延長　80
Red-man 症候群（red neck syndrome）　64, 166
Salmonella paratyphi　109
Salmonella typhi　109
Serratia　42, 78
SPACE　57, 78, 115, 141, 150, 153
ST 合剤　45, 101, 203
Staphylococcus aureus　35
Stenotrophomonas maltophilia　205
Streptococcus pneumoniae　34
synergy　3, 83, 157
therapeutic drug monitoring（TDM）　58, 64
T＞MIC　13, 21, 69
Treponema pallidum　71, 108
Viridans streptococci　107
VRE　167
zone edge of penicillin disk test　110

咽頭炎　32, 102
院内肺炎　136

ウレイドペニシリン　39

エリスロマイシン　87, 186, 188
壊死性筋膜炎　194

オキサシリン　121
オキサゾリジノン系　64, 170
オフロキサシン　78
黄色ブドウ球菌　33

和文

あ行

アシネトバクター　115
アジスロマイシン　87, 184
アズトレオナム　43, 75
アナフィラキシー　112
アミカシン　58, 83, 160
アミノグリコシド系　44, 58, 65, 82, 156
アミノペニシリン　39
アモキシシリン　39, 100
アモキシシリン・クラブラン酸　100
アルベカシン　62, 65
アンピシリン　39, 72, 106
アンピシリン・スルバクタム　72, 114, 200
イミペネム・シラスタチン　56, 146
インフルエンザ菌　185
医療関連尿路感染症　142
医療関連肺炎　142
医療関連腹腔内感染症　142

か行

カルバペネマーゼ　44
カルバペネム系　44, 51, 55, 73, 140, 200
化膿性関節炎　168
感受性検査　20
感染性心内膜炎　62, 84, 167

気管支炎　102
気管支拡張症　185
急性下痢症　102
菌血症　62, 172

クラミドフィラ　89
クラリスロマイシン　87, 184
クリンダマイシン　51, 101, 192, 200
クロストリジウム・ディフィシル感染症　200
グラム陰性桿菌　39
グラム陽性桿菌　36
グラム陽性球菌　32
グリコペプチド系　61

ゲンタマイシン　58, 83, 160
下痢症　152
血中濃度曲線下面積（AUC）　12
血中濃度測定　158
血流感染症　167

索引

嫌気性菌　47, 194

コアグラーゼ陰性ブドウ球菌　35
コリスチン　59
好酸球上昇　174
好酸球性肺炎　174
抗菌薬スチュワードシップ　11
高カリウム血症　207
骨髄炎　62, 168
骨・軟部組織感染症　79

● さ行

最高血中濃度（Cmax）　12
最小殺菌濃度（MBC）　16
最小発育阻止濃度（MIC）　16, 20
殺菌的抗菌薬　16

シプロフロキサシン　45, 57, 78, 150
シャント感染　63
市中肺炎　179
耳毒性　58
事前届け出制　26
時間依存性抗菌薬　13, 17
心内膜炎　172
人工呼吸器関連肺炎　142
人獣共通感染症　177
腎毒性　58

スルファメトキサゾール　203
髄液移行性　15, 131, 203
髄膜炎　63, 168
髄膜炎菌　108

セファクロル　102
セファゾリン　73, 119
セファレキシン　100, 102
セファロスポリン系　73
セフィキシム　102
セフィナーゼ試験　109

セフェピム　55, 73, 135
セフェピム脳症　138
セフェム系　55
セフォタキシム　73, 129
セフォチアム　73, 126
セフジトレン・ピボキシル　102
セフジニル　102
セフタジジム　55, 73, 133
セフチブテン　102
セフトリアキソン　129
セフポドキシム　102
セフメタゾール　200
セフロキシム　102
生物学的利用率　12, 14, 98
性感染症　179
静菌的抗菌薬　16
赤痢アメーバ　198

組織移行性　12, 15, 174
相乗（synergy）効果　3, 84, 157

● た行

ダプトマイシン　66, 171
多剤耐性グラム陰性菌　85
多剤耐性緑膿菌　59

チゲサイクリン　51
中耳炎　102, 131
中枢神経感染症　131
腸肝循環　181
腸球菌　34, 167

つつが虫病　181

テイコプラニン　61, 164, 166
テトラサイクリン系　93, 177
ディスク法　21

トブラマイシン　83, 160

219

トポイソメラーゼ　77
トラフ値，トラフ濃度　4, 83, 164
トリメトプリム　203
ドキシサイクリン　93, 100
ドリペネム　56, 146
動物咬傷　102, 180
毒素ショック症候群　194

● な行

ナフシリン　121
内因性耐性　40
軟部組織感染症　33

ニューキノロン系　44, 57, 77, 149
ニューモシスチス肺炎　206
日本紅斑熱　181
尿路感染症　79, 102, 120, 127, 152, 204

脳膿瘍　63
濃度依存性抗菌薬　13, 17

● は行

バンコマイシン　61, 163, 165, 171
バンコマイシン耐性腸球菌（VRE）　167
パロモマイシン　198
肺MAC症　188
肺炎　63, 102, 131, 152, 153, 173, 187
肺炎球菌　34, 107
肺浸潤影　174
梅毒　71, 108
発熱性好中球減少症　79, 142
汎細気管支炎　91

ピーク値，ピーク濃度　4, 83, 164
ピペラシリン　39, 54, 72
ピペラシリン・タゾバクタム　54, 72, 114, 200
びまん性汎細気管支炎　188
皮膚軟部組織感染症　102, 120, 168
非ステロイド性抗炎症薬（NSAIDs）　80, 165

非定型抗酸菌症　89, 188
非定型肺炎　79, 89
微量液体希釈法　20
百日咳　90

ブレイクポイント　21
ブルセラ症　95
副鼻腔炎　102, 131
腹腔内感染症　48, 79, 152, 153
複雑性皮膚軟部組織感染症　62
複数回投与法　83
分割投与　158

ヘリコバクター・ピロリ感染症　201
ペニシリナーゼ　71
ペニシリン　53
ペニシリンG　106
ペニシリンアレルギー　112, 116
ペニシリン感受性肺炎球菌（PSSP）　107
ペニシリン耐性肺炎球菌（PRSP）　129

蜂窩織炎　180

● ま行

マイコプラズマ　89
マイコプラズマ肺炎　95
マクロライド系　87
マクロライド耐性マイコプラズマ肺炎　190

ミノサイクリン　93, 100

メチシリン感受性黄色ブドウ球菌（MSSA）
　　35, 71, 73, 121
メチシリン耐性黄色ブドウ球菌（MRSA）
　　35, 61, 163, 167, 170, 178
メトロニダゾール　50, 101, 197, 200
メロペネム　56, 146
免疫抑制薬　91

モキシフロキサシン　45, 51, 78, 101, 154
モノバクタム系　43, 75
モラキセラ　185

● や行

薬剤排出ポンプ　88
薬物血中モニタリング(TDM)　64
薬物動態(PK)　12
薬力学(PD)　12

誘導耐性　136

● ら行

ライム病　95
ランブル鞭毛虫感染症　199

リケッチア　95
リステリア　36, 107
リネゾリド　64, 101, 171
リポペプチド系　66
リンコマイシン系　192
緑膿菌　53, 133, 152, 153
淋菌　108, 131

レジオネラ　78, 89, 185
レボフロキサシン　45, 57, 78, 100, 153

● わ行

ワルファリン　80, 201